Myriam Krifa
Mohamed Hedi Ben Cheikh

# Aplicações da inteligência artificial nos cuidados de saúde

Myriam Krifa
Mohamed Hedi Ben Cheikh

# Aplicações da inteligência artificial nos cuidados de saúde

## Impactos e desafios

ScienciaScripts

**Imprint**



Cover image: www.ingimage.com

This book is a translation from the original published under ISBN 978-620-2-28258-1.

Publisher:
Sciencia Scripts
is a trademark of
Dodo Books Indian Ocean Ltd. and OmniScriptum S.R.L publishing group

120 High Road, East Finchley, London, N2 9ED, United Kingdom
Str. Armeneasca 28/1, office 1, Chisinau MD-2012, Republic of Moldova, Europe
Managing Directors: Ieva Konstantinova, Victoria Ursu
info@omniscriptum.com

Printed at: see last page
**ISBN: 978-620-8-39638-1**

**ÍNDICE**

INTRODUÇÃO ........................................................................ 2

1.LINGUAGEM PYTHON ...................................................... 3

2. APRENDIZAGEM AUTOMÁTICA .................................... 8

3. APRENDIZAGEM PROFUNDA ........................................15

4. INTELIGÊNCIA ARTIFICIAL ...........................................18

5. APLICAÇÕES DA INTELIGÊNCIA ARTIFICIAL..........28

CONCLUSÃO.........................................................................49

REFERÊNCIAS BIBLIOGRÁFICAS....................................50

APÊNDICES ..........................................................................58

# INTRODUÇÃO

Nesta era de crescente digitalização, a sua aplicação tornou-se omnipresente, transformando a forma como as doenças são diagnosticadas, tratadas e prevenidas. De facto, a Organização Mundial de Saúde (OMS) já incluiu o desenvolvimento das tecnologias digitais no seu plano de ação global 2021-2030, sublinhando a sua importância crucial para melhorar a qualidade dos cuidados e a segurança dos doentes **[1]**.

Além disso, a utilização da aprendizagem automática e da análise de grandes volumes de dados nos domínios médico e farmacêutico abriu um vasto campo de oportunidades. A inteligência artificial (IA) tornou possível não só automatizar a procura de novos medicamentos, mas também prever e avaliar a sua eficácia e segurança. Do mesmo modo, a aprendizagem automática facilitou a análise de dados clínicos, a personalização de terapias e a identificação de potenciais interações entre medicamentos, enquanto a análise de Big Data em farmacovigilância ajudou a detetar problemas de segurança numa fase precoce.

Ao mesmo tempo, este avanço tecnológico levanta também questões essenciais sobre questões regulamentares e éticas, bem como os limites da sua aplicação, nomeadamente no domínio da saúde.

Neste trabalho, explorámos em profundidade os fundamentos teóricos da IA, em particular a linguagem de programação Python, a aprendizagem automática e a aprendizagem profunda. Estes conceitos são essenciais para compreender os mecanismos subjacentes à IA e as oportunidades de os aplicar no contexto médico. O principal objetivo deste trabalho foi realizar uma revisão da literatura para descrever as aplicações mais inovadoras da IA e as suas implicações para as práticas médicas e farmacêuticas, ao mesmo tempo que se debruçava sobre os desafios e as questões associadas à sua utilização.

# 1. LINGUAGEM PYTHON

## 1.1. Apresentação

Python é uma linguagem de programação interactiva de alto nível criada por Guido Van Rossum em 1985 e publicada pela primeira vez em 1991 como Python 0.9.0 **[2]**. É tipada dinamicamente, o que significa que o utilizador não precisa de especificar o tipo de dados para os valores armazenados no programa. Python 2.0 foi lançado em 2000, seguido da versão 3$^{ème}$ em 2008, que não é totalmente compatível com as versões anteriores **[3]**. O código fonte do Python está disponível sob a licença da Python Software Foundation. É de código aberto e totalmente gratuito, mesmo para utilização comercial, tal como as suas muitas bibliotecas científicas fundamentais. Devido à sua facilidade de utilização, legibilidade e disponibilidade em várias plataformas (Windows, Mac OS, Linux, etc.), Python é amplamente utilizado no domínio da saúde para uma variedade de aplicações, incluindo a análise de dados, a modelação estatística e a bioinformática **[4]**.
Em 2022, um repositório em linha que armazena e aloja bibliotecas Python, denominado Python Package Index, indicou que Python era a linguagem de programação mais procurada **[3]**. Esta constatação é reforçada pelo número considerável de empregos reservados a programadores experientes em Python, que ultrapassa os 40 000 postos de trabalho nos países inquiridos **[3]**. Estes números testemunham o impacto significativo deste programa no panorama atual, sublinhando a sua pertinência e a diversidade das suas aplicações, nomeadamente no sector da saúde.

## 1.2. Conceitos básicos

Uma linguagem informática é um sistema de comunicação entre humanos e computadores, que transforma algoritmos em instruções que o computador pode utilizar, compreender e executar. Ao contrário das línguas naturais, estas instruções devem seguir regras de sintaxe rigorosas e precisas para serem interpretadas corretamente pela máquina **[5]**. Estas regras são as seguintes:
- **Fim das Linhas :** Ao contrário de muitas outras linguagens clássicas, Python não precisa de um ponto-e-vírgula para marcar o fim de uma linha de comando. Uma simples nova linha diz ao interpretador que o comando terminou **[6]**.
- **Indentação**: No contexto da programação, a indentação refere-se à utilização de espaço em branco no início de uma linha de código para delimitar o âmbito ou o nível hierárquico do código. É essencial para determinar a estrutura e a

legibilidade de um programa, particularmente em linguagens que dependem dela para definir o âmbito de blocos de código, como o Python (**Figura 1**). Na maioria das outras linguagens, as chaves {} são usadas para definir o escopo de um bloco de código. Mas em Python, a indentação substitui essas chaves, o que torna o código mais legível e organizado, mas também requer uma atenção cuidadosa à consistência da indentação em todo o código **[5]**.

- **Comentários:** Qualquer linha que comece com um hash '#' em Python é tratada como um comentário e será ignorada pelo interpretador **[6]**.
- **Variáveis:** Em Python, uma variável é utilizada para armazenar informação, como um número ou uma cadeia de caracteres. É declarada simplesmente usando o sinal de igual '=' **[6]**.
- **Tipos de dados :** Cada variável em Python está associada a um tipo. Os tipos mais comuns incluem cadeias de caracteres, números inteiros, booleanos e listas. Por exemplo, uma variável booleana só pode ser "verdadeira" ou "falsa", um número inteiro representa números sem casas decimais e uma cadeia de caracteres pode conter texto ou símbolos **[6]**.
- **Operadores:** Python usa operadores para efetuar operações matemáticas e comparações. Estes símbolos, tais como + ; - ; * ; / ; == ou
!=" pode ser utilizado para manipular ou comparar valores e variáveis **[6]**.

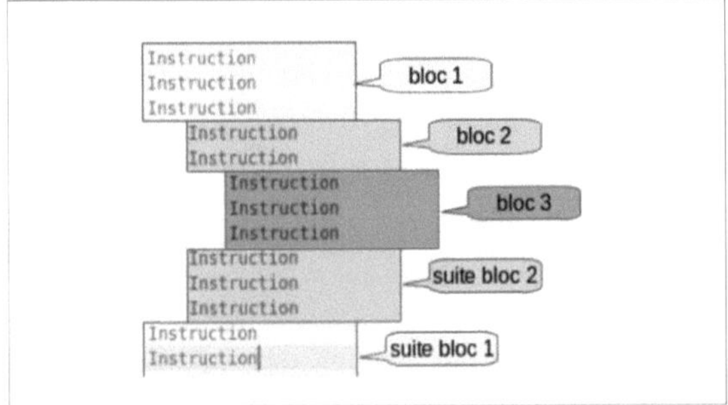


**Figura 1: Exemplo explicativo da indentação em linguagem informática [5].**

### 1.3. Bibliotecas

A disponibilidade de uma variedade de bibliotecas especializadas em aprendizagem automática e noutras áreas da informática simplificou muito o processo de desenvolvimento em Python. Estas bibliotecas contêm funcionalidades prontas a utilizar, como algoritmos de aprendizagem automática, ferramentas de visualização de dados, funções de manipulação de ficheiros e muito mais **[3]**. Como estão disponíveis, os programadores podem

evitar ter de criar funcionalidades de raiz, o que reduz consideravelmente o tempo e o esforço necessários para desenvolver novas aplicações complexas. No domínio da aprendizagem automática, bibliotecas como TensorFlow, scikit-learn e PyTorch oferecem implementações prontas a utilizar de algoritmos e técnicas de processamento de dados **[3]**.
Também fornecem interfaces fáceis de utilizar e funcionalidades avançadas que permitem aos programadores criar rapidamente modelos de aprendizagem automática de elevado desempenho. Graças a esta riqueza de recursos disponíveis, Python tornou-se uma escolha popular para o desenvolvimento de aplicações de aprendizagem automática. Os utilizadores podem tirar partido destas bibliotecas para explorar novas ideias, experimentar rapidamente diferentes modelos e implementar soluções de aprendizagem automática numa variedade de domínios, incluindo os cuidados de saúde, onde o Python é cada vez mais utilizado para tarefas como a análise de dados médicos, a previsão de doenças e a criação de sistemas de apoio ao diagnóstico **[3]**.

## 1.4. Vantagens e desvantagens

### 1.4.1. Pontos

Em comparação com outras linguagens, Python tem uma série de vantagens, nomeadamente a sua variedade de bibliotecas disponíveis, que não só reduziram o código a um terço para o programador, como também lhe permitiram atingir o mais alto nível de aprendizagem automática **[7]**. Além disso, a linguagem utiliza frequentemente palavras-chave da língua inglesa, o que reduz a necessidade de construções sintácticas em comparação com outras linguagens **[2]**. Python também é interpretada, o que significa que é processada em tempo de execução pelo interpretador, evitando a necessidade de compilar o programa antes de o executar **[2]**. Por outras palavras, com Python não há necessidade de transformar o código em linguagem de máquina antes de o executar. O interpretador Python encarrega-se de traduzir e executar o código diretamente, o que poupa tempo e simplifica o processo de desenvolvimento. O programa Python é também interativo, o que significa que os utilizadores podem ver os resultados instantaneamente à medida que escrevem o seu código **[2]**.
Isto torna a escrita de programas mais rápida e fácil, uma vez que os programadores podem testar rapidamente pequenas partes do código sem terem de escrever um programa inteiro. Por outro lado, Python suporta o estilo de programação orientado para objectos, que permite encapsular o código em objectos que podem ser manipulados e utilizados de forma modular para resolver problemas complexos **[2]**. Neste caso, o termo "objeto" é um paradigma

de programação que representa entidades que interagem entre si e que contêm dados e funcionalidades. Este paradigma permite modelar entidades do mundo real de uma forma mais natural.

Todas estas caraterísticas fazem do Python uma linguagem ideal para principiantes, uma vez que suporta o desenvolvimento de uma vasta gama de aplicações, desde simples processadores de texto a navegadores Web. É também altamente portátil, o que significa que é compatível com uma grande variedade de plataformas de hardware, incluindo Linux, MacOS e Microsoft Windows [2]. Além disso, oferece uma vasta gama de estruturas de dados dinâmicas, como listas, tuplas e dicionários, que estão disponíveis como padrão e prontos a usar [2]. Por último, Python tem muitas outras vantagens, incluindo a brevidade do código, o suporte de múltiplos paradigmas de programação, uma grande comunidade de apoio, uma extensa biblioteca de terceiros para diferentes áreas de trabalho e a tipagem dinâmica que reduz o stress dos novos programadores através da gestão automática dos tipos de dados [3].

### 1.4.2. Pontos fracos

Apesar das suas muitas vantagens, Python também tem alguns inconvenientes. Em primeiro lugar, o seu desempenho pode ser inferior ao das linguagens compiladas, como Java, C ou C++, devido à sua interpretação, o que pode colocar desafios a aplicações computacionalmente intensivas, como o processamento de imagens médicas [3].

Além disso, a tipagem dinâmica do Python, embora ofereça uma maior flexibilidade na manipulação dos tipos de dados, pode também ser considerada uma desvantagem no contexto do desenvolvimento de software crítico para os cuidados de saúde. Esta flexibilidade pode conduzir a erros difíceis de detetar, o que pode comprometer a fiabilidade e a segurança das aplicações de cuidados de saúde [3].

Devido à sua natureza interpretada, Python pode ter limitações quando se trata de desenvolver programas que requerem uma interface gráfica com o utilizador. Embora existam bibliotecas como a Tkinter para criar este tipo de interface, o seu desempenho e fluidez podem não ser tão elevados como os das linguagens compiladas [3]. Além disso, o elevado consumo de memória do Python pode ser um inconveniente para aplicações destinadas a serem executadas em dispositivos móveis [3].

Por último, Python não possui tantas funcionalidades integradas para aceder e manipular bases de dados como algumas outras tecnologias, como Java Database Connectivity e Open Database Connectivity [3]. Consequentemente, ao desenvolver aplicações de cuidados de saúde utilizando Python, os manipuladores podem enfrentar desafios adicionais na integração eficaz das bases de dados.

Apesar destes desafios, o Python continua a ser uma escolha popular para o desenvolvimento de software de cuidados de saúde devido à sua simplicidade, flexibilidade e extensa biblioteca de módulos especializados.

# 2. APRENDIZAGEM AUTOMÁTICA

## 2.1. Definição

A aprendizagem automática (ML) é um ramo essencial da inteligência artificial em que os programas de computador aprendem com os dados a efetuar tarefas específicas, como a classificação, a previsão ou o reconhecimento de padrões, sem serem explicitamente programados **[8]**.

Esta disciplina evoluiu a partir das primeiras tentativas de simular o cérebro humano utilizando redes neuronais artificiais na década de 1950, para sofrer uma expansão significativa a partir da década de 2000, apoiada pelo aumento da capacidade de computação dos computadores e pelo aparecimento dos "grandes dados" **[8]**.

O ML utiliza conceitos matemáticos como a estatística, a álgebra linear e a otimização para criar modelos preditivos a partir dos dados disponíveis. Estes modelos são depois treinados e aperfeiçoados utilizando algoritmos de aprendizagem supervisionada, não supervisionada ou de reforço, consoante a natureza dos dados e os objectivos do projeto **[8]**.

No sector da saúde, o ML tem muitas aplicações promissoras. Por exemplo, pode ser utilizado para analisar dados médicos a fim de detetar doenças numa fase precoce, otimizar tratamentos ou prever a evolução de certas patologias nos doentes. Ao explorar grandes conjuntos de dados, o ML pode também contribuir para a investigação farmacêutica, identificando novos medicamentos ou acelerando o processo de descoberta de moléculas inovadoras. Desta forma, representa uma ferramenta poderosa para extrair informações valiosas de dados complexos para melhorar as decisões, os processos e os resultados numa variedade de domínios, incluindo os cuidados de saúde.

## 2.2. Modelo de aprendizagem automática

A aprendizagem automática não se limita a uma série de algoritmos, mas segue uma sequência de passos metódicos. De acordo com Isaac Tonyloi **[9]**, um matemático com experiência em estatística e programação informática, as etapas envolvidas na construção de um modelo de aprendizagem automática são apresentadas na **Figura 2** .

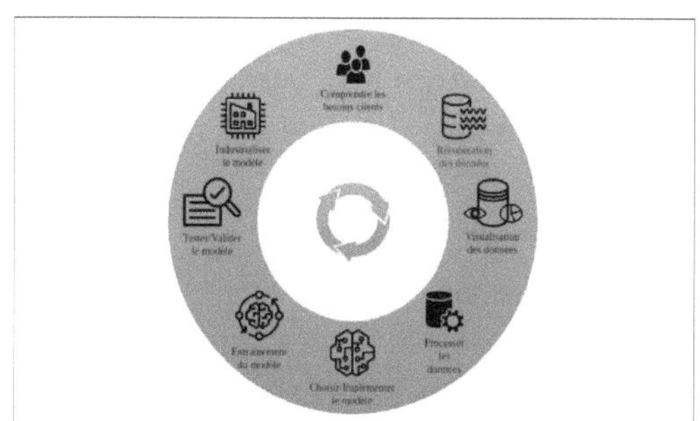

**Figura 2: Ciclo de vida de um modelo de aprendizagem automática [9].**

❖ **A fase 1** envolve a identificação do problema a resolver e a aquisição de dados, cuja qualidade e quantidade influenciarão o sucesso do projeto. Por conseguinte, é importante recolher dados relevantes, evitando preconceitos.

❖ **A fase 2** é a análise e a exploração dos dados. Esta fase revela desequilíbrios nos dados de entrada ou de saída, clusters que precisam de ser tratados separadamente ou anomalias que precisam de ser detectadas.

❖ **A etapa 3** consiste no pré-processamento e na limpeza dos dados. Os dados recolhidos requerem ajustamentos prévios. Isto inclui a remoção de atributos desnecessários, o tratamento de valores em falta e a normalização ou padronização dos dados para garantir a sua consistência. Ao preparar os dados para a modelação, Python fornece bibliotecas e módulos que tornam este processo muito simples, com Pandas, NumPy e Matplotlib no topo da lista.

❖ **A etapa 4** consiste em separar ou dividir os dados em dados de treino e dados de teste. O rácio mais comummente utilizado é de 80%/20% para o Estes são o "conjunto de treino" e o "conjunto de teste", respetivamente.

❖ **A etapa 5** coincide com a seleção ou construção de um modelo de aprendizagem adequado ao problema e aos dados. As escolhas podem incluir modelos de aprendizagem supervisionados, não supervisionados ou de reforço.

❖ **A etapa 6** envolve a formação, a avaliação e a otimização do modelo. A avaliação da exatidão do modelo requer a utilização de métricas adequadas. Se necessário, devem ser efectuados ajustamentos para melhorar o desempenho do modelo, e estas etapas devem ser repetidas até se atingir a satisfação.

❖ **A etapa 7** consiste em testar o modelo no conjunto de dados para verificar a sua eficácia e a sua capacidade de gerar resultados consistentes num conjunto de dados que lhe é desconhecido.

❖ **A etapa 8** é a implantação do modelo na produção para previsões, com a possibilidade de retreinamento e melhoria com base em novos dados.

Embora estes 8 passos sejam complexos e exijam conhecimentos especializados, existem ferramentas, como o "Auto ML" ou "No Code", que automatizam a construção de modelos para tornar a aprendizagem automática mais acessível. Estas ferramentas incluem plataformas de código aberto como PyCaret, Jarvis, pSeven, MLBox, Knime e DataRobot **[10]**.

## 2.3. Algoritmos de aprendizagem

Uma vez recolhidos todos os dados, são utilizadas várias abordagens de aprendizagem automática, incluindo três algoritmos em particular: aprendizagem supervisionada, não supervisionada e por reforço (**Quadro I**).

**Tabela I: Comparação entre os principais algoritmos de aprendizagem automática [11].**

| | Aprendizagem supervisionado | Aprendizagem não supervisionado | Aprender por reforço |
|---|---|---|---|
| Definição | O algoritmo | O algoritmo é | O algoritmo interage |
| | aprende com | formado a partir de | com a sua |
| | de dados | dados não | ambiente em |
| | rotulado | rotulado sem | realização de acções e |
| | | indicações | aprendendo com os seus |
| | | específico | erros e sucessos |
| Tipos de | Regressão e | Associação e | Com base num sistema de |
| problemas | classificação | agrupamento | prémio |
| Tipo de | Dados de entrada | Dados de entrada | Sem dados |
| dados | rotulado | não rotulado | fornecido antecipadamente |
| Abordagem | Estudar o | Descobrir o | Aprende uma estratégia |
| | submarino | razões comuns a | comportamento em |
| | que ligam | nos dados | função de experiência |
| | dados em | entrada | e |
| | entrada para rótulos | | prémios recebidos |

### 2.3.1. Aprendizagem supervisionada

Na aprendizagem automática supervisionada, o modelo é treinado com base em dados rotulados, o que significa que os dados de entrada estão associados a rótulos de saída pré-existentes. O projetista do algoritmo cria um conjunto de treino a partir dos dados de interesse. Por exemplo, numa tarefa de classificação binária, os dados podem ser rotulados como "Verdadeiro" para os casos positivos e "Falso" para os casos negativos. "Falso" para os casos negativos **[12]**. Uma vez concluídas a limpeza dos dados e a formação, o algoritmo deixa de ser atualizado, o que significa que não há mais aprendizagem. Em seguida, a A exatidão do modelo é avaliada em relação a um conjunto de dados separado, denominado "conjunto de teste", que não foi utilizado durante a formação.

Se a precisão, a especificidade e a sensibilidade do modelo forem consideradas suficientes, o algoritmo está pronto para ser implementado num ambiente real. Caso contrário, o projetista deve rever os atributos selecionados/rotulados e pode ter de reexaminar o processo de formação para melhorar o desempenho do modelo **[12]**.

No contexto dos cuidados de saúde, as etiquetas são frequentemente resultados médicos, diagnósticos ou previsões sobre os doentes. Por exemplo, o algoritmo pode ser treinado com dados de doentes, incluindo caraterísticas como a idade, o sexo, o historial médico, etc., bem como etiquetas que indicam o diagnóstico de cada doente. Uma vez treinado, o algoritmo pode ser utilizado para prever diagnósticos para novos pacientes com base nas suas caraterísticas **[13]**.

É também de referir que a aprendizagem supervisionada pode ser utilizada para tarefas de regressão, para além das tarefas de classificação. Neste caso, o modelo é treinado para prever um valor numérico em vez de atribuir rótulos de classe. Por exemplo, um modelo de regressão supervisionado pode ser utilizado para prever a duração da estadia de um doente num hospital com base nos seus próprios dados médicos **[14]**.

Em suma, a aprendizagem supervisionada permite que um sistema informático aprenda com dados rotulados e faça previsões ou classificações sobre novos dados.

### 2.3.2. Aprendizagem não supervisionada

A aprendizagem não supervisionada é um ramo da aprendizagem automática em que os computadores exploram conjuntos de dados sem rótulos pré-existentes para identificar padrões intrínsecos, estruturas ocultas ou agrupamentos significativos **[11]**. Ao contrário da aprendizagem supervisionada, na qual os dados não são rotulados, não são classificados e não são categorizados **[11]**. Os métodos de aprendizagem não supervisionada não podem ser aplicados diretamente a um problema de regressão ou classificação, uma vez que os valores de saída não são conhecidos. Os algoritmos comuns utilizados na aprendizagem não supervisionada incluem o agrupamento e a associação **[11]**.

O agrupamento pode ser utilizado para identificar grupos naturais ou agrupamentos de dados semelhantes num conjunto de dados. A agregação pode ser utilizada para agrupar genes de acordo com os seus perfis de expressão semelhantes **[12]**. Isto permite aos investigadores descobrir novos subtipos de doenças ou identificar vias biológicas comuns associadas a condições médicas específicas.

A associação, por outro lado, é uma técnica que tem como objetivo descobrir relações ou correlações interessantes entre diferentes elementos de um conjunto de dados. Ao contrário do "clustering", que agrupa dados semelhantes de acordo com as suas caraterísticas comuns, a associação centra-se na identificação de combinações específicas de elementos que ocorrem em conjunto de forma significativa. No domínio da saúde, esta técnica pode ser utilizada para descobrir ligações e relações entre diferentes sintomas ou factores de risco de doença. Por exemplo, através da análise dos registos médicos informatizados dos pacientes, podemos utilizar estes algoritmos para identificar combinações de sintomas frequentemente observados em pacientes que sofrem de determinadas doenças **[13]**.

Em resumo, a aprendizagem não supervisionada oferece um meio poderoso de explorar e descobrir estruturas ou padrões ocultos a partir de dados de cuidados de saúde não rotulados, que podem fornecer informações valiosas para a tomada de decisões clínicas, a investigação médica e a gestão de cuidados **[14]**.

### 2.3.3. Aprendizagem por reforço

A aprendizagem por reforço (RL) é um subdomínio muito vasto da aprendizagem automática. É um tipo de programação dinâmica que treina algoritmos utilizando um sistema de recompensas e penalizações **[15]**. O algoritmo é melhorado ao longo do tempo graças a um ciclo de feedback constante. Com efeito, a RA é uma abordagem computacional da aprendizagem pela prática na ausência de um conjunto de dados de formação, ou seja, a aprendizagem pela experiência, por tentativa e erro, para determinar quais as acções que produzem a maior recompensa. A RA é constituída por vários componentes que interagem entre si, resultando num processo de aprendizagem dinâmico (**Figura 3**) **[16]**.

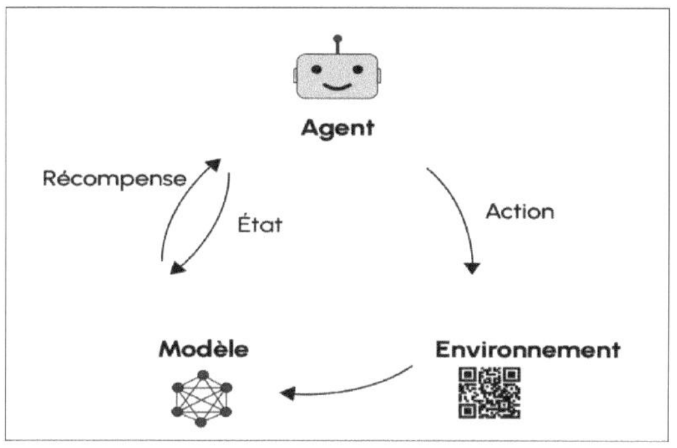


**Figura 3: Esquema de aprendizagem por reforço [16].**

- **Agente:** O sistema de aprendizagem.
- **Ação**: As acções que o agente pode realizar em resposta ao seu ambiente.
- **Ambiente:** O ambiente em que o agente interage.
- **Modelo:** O modelo é utilizado pelo agente para tomar decisões informadas sobre as acções a realizar. Representa a forma como o agente percepciona e compreende o ambiente.
- **Recompensa / estado:** A recompensa é o sinal utilizado pelo agente para avaliar a qualidade das suas acções. O estado representa a situação atual no ambiente, que pode mudar em função das acções do agente.

Na aprendizagem por reforço, um agente interage com um ambiente e toma decisões com base num modelo interno. Seleciona e executa acções e recebe recompensas ou penalizações em função das suas acções. Este processo iterativo é, portanto, orientado para objectivos ou tarefas. Permite ao agente aprender e melhorar o seu desempenho ao longo do tempo, adoptando as melhores acções, de modo a maximizar a recompensa e atingir os seus objectivos específicos. Por outro lado, uma tarefa pode ser episódica ou contínua. As tarefas episódicas têm um ponto de partida e um estado final, enquanto as tarefas contínuas são aquelas que não têm um estado final, ou seja, o agente funcionará continuamente até ser explicitamente parado **[16].** Nos últimos anos, a RA tem registado muitas novas aplicações, na robótica, na indústria petrolífera e na bioinformática **[17]**. Os resultados obtidos excedem frequentemente o desempenho humano, em especial em ambientes em que o espaço de ação é discreto, ou seja, um ambiente em que o agente tem um conjunto contável e limitado de acções a realizar.

Um exemplo concreto da aplicação da RA no domínio da saúde pode ser representado por um sistema de apoio à decisão para os médicos na escolha de tratamentos **[15]**. O agente seria o sistema de IA que analisa os dados do doente e propõe opções de tratamento. O ambiente seria o caso clínico específico do doente e as acções seriam as diferentes opções de tratamento disponíveis. O sistema de IA aprenderia então a ajustar as recomendações com base nos resultados observados em pacientes anteriores, com o objetivo de otimizar os resultados médicos **[15]**.

### 2.3.4. Aprendizagem por reforço multiagente

A aprendizagem por reforço,emAprendizagem por reforço multiagente (MARL) é um domínio da inteligência artificial e da aprendizagem automática em que vários agentes aprendem a tomar decisões num ambiente partilhado ou competitivo. Ao contrário da AR clássica, em que um único agente interage com o ambiente, a MARL envolve vários agentes, cada um tomando decisões para atingir os seus próprios objectivos, e estes agentes podem interagir entre si e com o ambiente **[18]**. Os principais componentes do MARL incluem agentes que realizam acções num ambiente, estados que representam a situação atual, recompensas fornecidas pelo ambiente com base nas acções dos agentes e desafios relacionados com a coordenação, a concorrência e a cooperação entre agentes. Os algoritmos utilizados no MARL visam permitir que os agentes aprendam estratégias adaptativas, tendo em conta as interações com outros agentes **[19]**.

# 3. APRENDIZAGEM PROFUNDA

## 3.1. Definição

Por volta do século XX$^e$ , Igor Aizenberg e os seus colegas utilizaram pela primeira vez o termo "aprendizagem profunda", que mais tarde foi traduzido como "apprentissage profond". Esta disciplina é um subconjunto da aprendizagem automática, ela própria parte do domínio mais vasto da inteligência artificial **[8]**. A aprendizagem profunda ou DL baseia-se em redes neuronais artificiais que imitam o cérebro humano. No entanto, a sua aplicação exige um elevado poder de computação para a formação, bem como grandes quantidades de dados para obter resultados significativos. Por analogia com os neurónios biológicos, os neurónios artificiais recebem dados de entrada, realizam operações matemáticas e depois transmitem os resultados a outros neurónios, formando uma rede complexa até se obter o resultado final **[20]**.
Em suma, a DL é um método poderoso para fazer previsões complexas, imitando o comportamento do cérebro humano através da utilização de redes neurais artificiais.

## 3.2. Redes neuronais artificiais

As redes neuronais artificiais DL estão organizadas em três camadas distintas, como mostra a **Figura 4**.

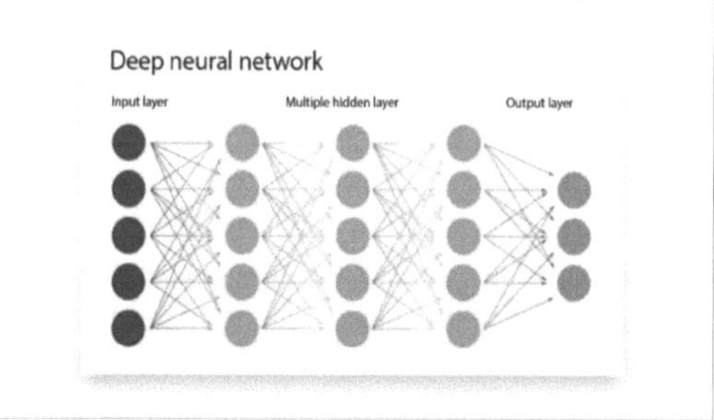


**Figura 4: Rede neural profunda [20].**

- A "camada de entrada" é a camada que recebe os dados iniciais.
- A "camada oculta múltipla" corresponde a uma ou mais camadas ocultas que efectuam cálculos matemáticos complexos sobre os dados.
- A "Output layer" é a camada de saída. Transmite os resultados finais ou as previsões do modelo para um determinado problema.

O termo "profundo" em DL refere-se à presença de várias camadas ocultas. Um dos maiores desafios na conceção de redes neurais artificiais reside na escolha óptima do número de camadas ocultas e do número de neurónios presentes em cada uma dessas camadas **[8]**.

Cada nó, também conhecido como neurónio artificial, estabelece ligações com outros nós e é caracterizado por um peso e um limiar. Quando a saída de um nó excede o limiar definido, este é ativado e transfere dados para a camada seguinte da rede. Por outro lado, se a saída não exceder o limiar, nenhum dado é transmitido para a camada seguinte **[8]**.

### 3.3. Algoritmos

Na aprendizagem profunda, que é um ramo da aprendizagem automática, são utilizados vários algoritmos para treinar modelos de redes neuronais. A empresa desenvolveu competências aprofundadas, nomeadamente nos domínios médico e farmacêutico, para resolver problemas específicos.

As Redes Neuronais Convolucionais (CNN) são amplamente utilizadas no processamento de imagens e no reconhecimento de objectos, nomeadamente em aplicações como a análise de imagens médicas para deteção de tumores e segmentação de órgãos **[21]**.

As redes neuronais recursivas são utilizadas para o processamento de sequências e de linguagem natural, permitindo a análise de sequências temporais médicas e a transcrição de notas médicas **[22]**. Os codificadores automáticos são utilizados para a redução da dimensão e a geração de imagens, facilitando a redução da dimensão dos dados médicos e a criação de imagens médicas sintéticas **[23]**.

As redes adversariais generativas são essenciais para a geração de imagens médicas sintéticas, o aumento de dados e a simulação de imagens médicas, por exemplo para o microbioma e a colonoscopia **[24,25]**. As Redes Neuronais Residuais são particularmente adequadas para o treino de redes muito profundas para a classificação e segmentação de imagens médicas **[26].**

Além disso, as Redes Neuronais Transformadoras são utilizadas para modelos de processamento de linguagem natural e de compreensão contextual, que são essenciais para analisar textos médicos e extrair informações clínicas **[27]**.

As Redes Neuronais Recorrentes de Memória de Curto Prazo e de Memória de Longo Prazo são utilizadas para modelar sequências e linguagem natural, contribuindo para a modelação de sequências temporais no domínio da medicina e para a previsão de doenças crónicas **[28]**. Por último, as redes neuronais de espículas são utilizadas para modelar neurónios biologicamente realistas, proporcionando uma simulação precisa dos processos neuronais biológicos e das respostas neuronais **[29]**. Em conclusão, todas estas redes e algoritmos podem ser utilizados em várias aplicações médicas e farmacêuticas, contribuindo para avanços significativos na investigação, diagnóstico, tratamento personalizado e descoberta de medicamentos. A sua utilização específica dependerá das necessidades particulares de cada tarefa, quer se trate da análise de imagens médicas, da modelização de sequências temporais ou do processamento da linguagem natural no contexto médico.

### 3.4. Custo da função

No contexto da aprendizagem profunda, a função de custo ou função de perda é uma medida que avalia a diferença entre a saída prevista do modelo e a verdade terrestre ou rótulo real. O seu principal objetivo é minimizar esta disparidade durante o treino do modelo, a fim de melhorar o seu desempenho **[30]**.

Estão disponíveis várias funções de custo, cada uma adaptada a tipos específicos de problemas e resultados de modelos. Por exemplo, o erro quadrático médio é frequentemente utilizado para tarefas de regressão, como a previsão de valores numéricos como a dose terapêutica efectiva de um tratamento **[31]**. A entropia cruzada binária é preferida para tarefas de classificação binária, como a deteção da presença ou ausência de uma doença, enquanto a entropia cruzada categórica é adaptada a problemas de classificação multi-classe, como a classificação de doenças distintas **[32]**. Outras funções, como a "Perda de Huber" e a "Perda Focal", são também utilizadas, respetivamente, para reforçar a robustez em relação a valores aberrantes na regressão e para lidar com o desequilíbrio das classes em tarefas de classificação, frequentemente encontradas em conjuntos de dados médicos **[30]**.

A aplicação específica destas funções de custo no domínio da saúde depende das necessidades específicas de cada tarefa. O objetivo é adaptar judiciosamente a função de custo à natureza particular do problema a resolver, a fim de otimizar o desempenho do modelo.

# 4. INTELIGÊNCIA ARTIFICIAL

## 4.1. História

As origens da inteligência artificial (IA) remontam à década de 1950, quando um matemático chamado Alan Turing tentou determinar se uma máquina poderia mostrar sinais de consciência **[33]**. No seu famoso artigo intitulado No seu livro "Computing Machinery and Intelligence", este pioneiro na exploração desta nova noção lançou as bases da IA e propôs um teste epónimo, que descreveu como um "jogo de imitação", no qual uma pessoa tinha de determinar se estava a interagir com um humano ou com uma máquina. Embora controverso, o teste de Turing continuou a ser uma referência no domínio da IA **[33]**. Em 1965, Edward Feigenbaum (perito em linguagens de programação), Joshua Lederberg (Prémio Nobel da Medicina) e Carl Djerassi (químico e inventor da pílula contraceptiva) juntaram-se para criar um dos primeiros sistemas periciais no domínio da química molecular, a que deram o nome de DENDRAL "Dendritic Algorithm", em referência aos dendritos dos neurónios humanos. Este sistema era especializado na interpretação de dados de espetrometria de massa para identificar as estruturas químicas de moléculas orgânicas **[33]**. O princípio deste sistema consistia em encapsular o conhecimento sob a forma de regras e factos e em utilizar esse conhecimento através de um mecanismo de inferência para resolver um problema. Este conceito foi então designado por "engenharia do conhecimento". Em 1972, nasceu outro sistema pericial chamado MYCIN. Concebido por Edward H. Shortliffe, este último centrava-se no diagnóstico de doenças infecciosas do sangue, e mais tarde da meningite, bem como na prescrição de antibióticos **[33]**. O MYCIN estava equipado com um motor de inferência semelhante ao do sistema DENDRAL, concebido para refletir logicamente o raciocínio humano. Este motor gerava respostas altamente especializadas através do processamento dos dados de entrada. Atualmente, o motor de inferência continua a ser utilizado em vários sistemas especializados e aplicações de IA para analisar dados e gerar conclusões lógicas com base em regras predefinidas. Por outro lado, o supercomputador Deep Blue, concebido pela multinacional americana IBM "International Business Machines Corporation", conseguiu vencer o campeão mundial de xadrez Garry Kasparov em 1996 **[34]**. Esta máquina já tinha absorvido centenas de milhares de partidas jogadas pelos maiores mestres da história do xadrez. Era capaz de calcular 200 milhões de jogadas por segundo. Só em 2010 é que a IA voltou a arrancar com o aparecimento do "Este renascimento foi também estimulado pelos avanços na capacidade de computação e de armazenamento dos computadores. Este renascimento foi também estimulado pelos avanços na capacidade de computação e de armazenamento dos computadores. **A figura 5** resume o desenvolvimento da inteligência artificial ao longo da história.

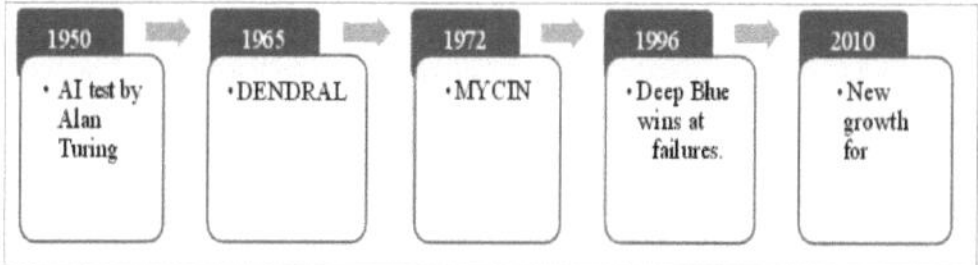


**Figura 5: Explorando o desenvolvimento histórico da inteligência artificial**

IA: Inteligência Artificial

## 4.2. Definição

Em 1956, o cientista americano Marvin Lee Minsky definiu a IA como "a construção de programas de computador que executam tarefas que, por enquanto, são realizadas de forma mais satisfatória pelos seres humanos, porque exigem processos mentais de alto nível, como a aprendizagem perceptiva, a organização da memória e o raciocínio crítico" **[35]**. De acordo com o Parlamento Europeu, a IA é qualquer ferramenta utilizada por uma máquina para "reproduzir comportamentos relacionados com o ser humano, como o raciocínio, o planeamento e a criatividade" **[36]** .

A IA pode também ser definida como um conjunto de técnicas concebidas para permitir aos computadores simular e reproduzir a inteligência humana. No cerne da IA estão os algoritmos capazes de adaptar os seus cálculos às tarefas em causa. Estes algoritmos são frequentemente implementados em redes neuronais artificiais (**Figura 6**), utilizando poderosos recursos informáticos para processar grandes quantidades de dados e efetuar cálculos complexos **[36]**.

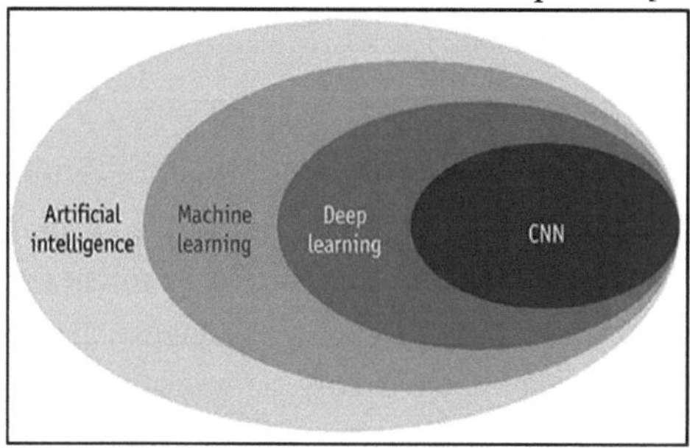


**Figura 6: Diagrama da hierarquia da inteligência artificial [37].**

A IA é um domínio vasto que inclui várias técnicas, como a aprendizagem automática, que, por sua vez, inclui métodos mais específicos, como a aprendizagem profunda e as redes neuronais convolucionais. Estas últimas têm uma arquitetura específica de redes neuronais profundas. São particularmente eficazes para a perceção visual e o processamento de imagens, adaptados a tarefas como a classificação de imagens e a deteção de objectos **(37)**. Além disso, a IA requer uma base especializada de hardware e software para escrever e treinar algoritmos de aprendizagem automática. Nenhuma linguagem de programação Nenhuma linguagem é sinónimo de IA, mas Python, R, Java, C++ e Julia são as principais escolhas dos programadores informáticos **[37]**.

## 4.3. Estado da arte em inteligência artificial

Algumas tecnologias relacionadas com a IA já existem há mais de 50 anos, mas os avanços na capacidade de computação, o acesso a grandes quantidades de dados e o desenvolvimento de novos algoritmos levaram ao aparecimento da IA nos últimos anos. Embora as suas futuras aplicações prometam mudanças significativas, a IA já está a desempenhar um papel crucial na nossa vida quotidiana.

### 4.3.1. Utilizações fora do sector dos cuidados de saúde

Ao longo dos anos, a inteligência artificial tem vindo a integrar-se cada vez mais em diferentes aspectos da nossa vida quotidiana, como assistentes digitais, sistemas inteligentes de controlo climático, objectos conectados, automóveis autónomos, sistemas de cibersegurança e muitos outros sectores. Consequentemente, a IA tem crescido exponencialmente no mercado atual, atraindo cada vez mais utilizadores e indústrias. De acordo com as previsões, o mercado da IA deverá ultrapassar os 13 mil milhões de dólares até 2026 **[38]**.

#### 4.3.1.1. Automóveis autónomos

Uma das novas invenções em que várias empresas, como a Tesla, a Google e a Uber, investiram são os carros autónomos. Estes são uma combinação de câmaras, sensores e algoritmos de IA que podem navegar nas estradas e no trânsito sem intervenção humana. Os automóveis autónomos têm potencial para melhorar a segurança rodoviária, reduzir o congestionamento do tráfego e aumentar a acessibilidade das pessoas com deficiência ou mobilidade reduzida **[39]** .

#### 4.3.1.2. Assistentes digitais

Ao mesmo tempo, empresas tecnológicas internacionais como a Microsoft, a IBM, a Google e a Amazon trabalhavam intensamente há vários anos no desenvolvimento de novas tecnologias. décadas para melhorar os assistentes digitais baseados na IA e adaptaram-nos recentemente ao mercado de massas. Graças aos recentes avanços na IA, estes assistentes fazem agora parte da nossa vida quotidiana. Assistimos a uma utilização crescente de vários assistentes digitais, por exemplo, assistentes de voz, como a Amazon Alexa, ou assistentes de texto, também conhecidos como "chatbots", como o ChatGPT, lançado em novembro de 2022 pela OpenAI, e o Bard, lançado pela Google em julho de 2023 **[40]** . Prevê-se que os assistentes digitais baseados em IA se tornem uma parte essencial do futuro do trabalho. As actuais plataformas de comunicação empresarial, como o Slack ou o Microsoft Teams, já oferecem muitos tipos de bots para ajudar nas actividades diárias.

#### 4.3.1.3. Marketing

No marketing, a IA é utilizada em processos de recolha e análise de dados, no processamento automático de linguagem natural, etc.
"Atualmente, as tecnologias de IA estão a ser utilizadas mais amplamente do que nunca para gerar conteúdos, melhorar a experiência do cliente e fornecer resultados mais precisos. Atualmente, as tecnologias de IA estão a ser utilizadas mais amplamente do que nunca para gerar conteúdos, melhorar a experiência do cliente e fornecer resultados mais precisos. A Botco.ai, uma empresa de comunicações por chat na nuvem que utiliza IA generativa, realizou um estudo de investigação do sector em março de 2023. Ao inquirir 1000 profissionais de marketing de mais de 16 sectores diferentes, com uma dimensão que varia entre 1 e mais de 5000 funcionários, os resultados mostraram que 73% dos inquiridos já utilizam a IA generativa para os ajudar a criar texto, imagens, vídeos ou outros conteúdos**[41]** .

#### 4.3.1.4. Educação

A utilização de tecnologias de IA para simular os conhecimentos e a experiência dos professores, a fim de prestar apoio ou aconselhamento personalizado aos alunos, foi reconhecida como uma solução potencial**[42]** . Num estudo realizado em Taiwan em 2020 com alunos do ensino primário, uma equipa de investigadores examinou os efeitos de um sistema especializado que tinha em conta o estado afetivo e cognitivo dos alunos nos seus resultados em matemática **[43]**. Os resultados mostraram que os alunos do grupo experimental obtiveram melhores resultados em matemática do que os dos outros dois grupos. Do mesmo modo, este modelo de aprendizagem adaptativa com análise do desempenho afetivo e cognitivo revelou-se mais eficaz na redução da ansiedade destes alunos.

### 4.3.2. Utilização no sector da saúde

É sabido que a IA tem dado contributos significativos para os domínios da medicina e da farmácia, com aplicações que vão do diagnóstico e do tratamento à descoberta de medicamentos e aos ensaios clínicos. De facto, as ferramentas alimentadas por IA têm prestado uma assistência inestimável aos médicos e farmacêuticos na análise dos dados dos doentes, na identificação de potenciais riscos para a saúde e no desenvolvimento de planos de tratamento personalizados. Este facto não só conduziu a melhores resultados em termos de saúde para os doentes, como também acelerou o desenvolvimento de terapias inovadoras baseadas em novas tecnologias.

#### 4.3.2.1. Diagnóstico

A IA pode transformar e simplificar muitos aspectos dos cuidados de saúde, incluindo o processo de diagnóstico. O ML, ao explorar os dados como recurso primário, com uma precisão que depende tanto da quantidade como da qualidade dos dados de entrada, está a revelar-se inestimável para fazer face às complexidades inerentes ao diagnóstico **[44]** . Do mesmo modo, visa racionalizar a tomada de decisões, otimizar os fluxos de trabalho e automatizar as tarefas de forma eficiente e rentável. Além disso, a integração da aprendizagem profunda, utilizando CNN e técnicas de extração de dados, introduz camadas adicionais capazes de discernir padrões de dados complexos. Estes são amplamente aplicáveis nos sistemas de saúde, nomeadamente na identificação, previsão e classificação de doenças em grandes conjuntos de dados **[44]**.

#### 4.3.2.2. Análise de imagens

Nos últimos anos, os avanços espectaculares da IA na análise de imagens complexas foram impulsionados pelo desenvolvimento de técnicas de aprendizagem profunda e pela expansão da capacidade de computação. De facto, a IA tem sido utilizada na interpretação de imagens radiológicas, com especial incidência na histopatologia e nas imagens microscópicas de amostras de tecidos. No entanto, é de notar que a citopatologia continua a estar no topo dos domínios patológicos em que foram comercializados com êxito modelos de IA para utilização clínica **[45]**. Esta distinção sublinha a importância crucial da IA na transformação da prática médica, abrindo caminho à deteção precoce, ao diagnóstico exato e ao tratamento eficaz.

#### 4.3.2.3. Medicina personalizada

O advento da IA revolucionou o domínio dos tratamentos personalizados, oferecendo ferramentas poderosas para analisar dados complexos, prever resultados e otimizar estratégias terapêuticas. Esta abordagem pioneira concretizou o potencial da medicina de precisão em grande escala **[46]**.
Um dos pilares desta abordagem é a capacidade de fornecer recomendações em tempo real, com base nos avanços dos algoritmos de aprendizagem automática. Estes permitem identificar os pacientes susceptíveis de beneficiar de tratamentos específicos com base no seu perfil genómico **[47]**. A chave para esta personalização reside na genotipagem preliminar dos doentes, que permite antecipar as suas necessidades e adaptar os medicamentos e as dosagens em conformidade. Esta abordagem proactiva abre caminho a uma medicina mais precisa e eficaz, oferecendo novas perspectivas para melhorar a saúde dos doentes **[47]**.

#### 4.3.2.4. Ajudar a otimizar a quimioterapia

A prática atual em quimioterapia consiste em administrar aos doentes a dose máxima tolerada. Embora esta abordagem vise maximizar a eficácia do tratamento, nem sempre consegue atingir este objetivo e é frequentemente acompanhada de efeitos secundários significativos, afectando negativamente a qualidade de vida dos doentes. Perante estas limitações, A. Balsiak e a sua equipa desenvolveram a CURATE.AI, uma plataforma inovadora baseada em IA que ajusta dinamicamente as doses de quimioterapia com base em dados específicos de cada doente **[48]**. A plataforma gera doses personalizadas para os ciclos de tratamento, analisando a correlação entre as variações das doses de quimioterapia e os marcadores tumorais **[48]**. O seu estudo prospetivo aberto também mostrou que a integração do CURATE.AI no fluxo de trabalho clínico foi bem sucedida, destacando os potenciais benefícios em termos de redução das doses de quimioterapia, melhoria das taxas de resposta dos doentes e dos tempos de resposta em comparação com os tratamentos padrão **[48]**. Estes resultados encorajadores sublinham a necessidade de mais investigação através de ensaios clínicos aleatórios para validar a eficácia desta ferramenta. Abrem também o caminho para uma utilização mais generalizada da IA no domínio da otimização da dose de quimioterapia, com o objetivo de reduzir o risco de reacções adversas aos medicamentos e melhorar a qualidade de vida dos doentes.

### 4.4. Aspectos regulamentares e éticos

Nos últimos anos, assistiu-se a um crescimento e a uma aceitação notáveis da IA em vários domínios, nomeadamente entre os profissionais de saúde. A IA oferece grandes oportunidades para a conceção de produtos inteligentes, a criação de serviços inovadores e a criação de novos modelos de negócio. No entanto, a sua utilização pode também levantar desafios sociais e éticos em termos de segurança, confidencialidade e direitos humanos. A integração de tecnologias de IA em aplicações, serviços e procedimentos de cuidados de saúde práticos, seguros e eficazes envolve custos e riscos significativos, o que sublinha a importância de proteger os interesses comerciais associados a estas tecnologias **[49]**. É imperativo ter em conta os riscos éticos associados à implementação da IA nos cuidados de saúde, nomeadamente no que respeita à violação da privacidade e da confidencialidade dos dados, do consentimento informado e da autonomia dos doentes. Num contexto em que a IA está a desempenhar um papel crucial nos cuidados de saúde, é necessária uma legislação sólida em matéria de proteção de dados para salvaguardar a privacidade dos doentes. A este respeito, leis como a lei dos EUA que estabelece requisitos de privacidade dos dados para as organizações responsáveis pela salvaguarda dos dados protegidos dos doentes HIPAA "Health Insurance Portability and Accountability Act" e o Regulamento Geral sobre a Proteção de Dados (GDPR) na Europa foram postas em prática para proteger os dados pessoais **[50]**. No entanto, a HIPAA tem deficiências significativas no atual contexto dos cuidados de saúde, uma vez que apenas abrange informações específicas de saúde. Por conseguinte, não é suficiente para proteger a privacidade dos doentes nos Estados Unidos **[49]**. O RGPD, por outro lado, é uma lei da União Europeia que entrou em vigor em 2018 para proteger os dados pessoais das pessoas. Aplica-se a qualquer empresa que opere na UE, incluindo, em algumas situações, as localizadas fora do território **[50]**. Ao contrário da HIPAA nos EUA, o RGPD é mais amplo e abrange uma vasta gama de dados pessoais de saúde. Proíbe o tratamento de certas categorias especiais de dados, como os dados genéticos, exceto se satisfizerem critérios rigorosos definidos por lei **[50]**. O RGPD também inclui disposições relevantes para a integração da IA na medicina, exigindo, em particular, uma avaliação do impacto da proteção de dados para as novas tecnologias baseadas na IA **[50]**.

Outro aspeto regulamentar a considerar na aplicação da inteligência artificial nos cuidados de saúde são os padrões de evidência. Trata-se de critérios ou requisitos estabelecidos pelas autoridades reguladoras ou pelos organismos de saúde para avaliar a eficácia, a segurança e a fiabilidade das tecnologias médicas, incluindo as baseadas na IA [51]. Definem os limiares que os produtos ou tecnologias devem respeitar para serem autorizados a ser utilizados na prática médica. Por exemplo, para as aplicações de IA envolvidas na previsão, diagnóstico e tratamento médicos, as normas de prova devem ser significativamente mais elevadas do que para as aplicações de imagiologia que utilizam IA [51]. Garantir que estas normas sejam adequadamente definidas e mantidas actualizadas é um grande desafio para os organismos reguladores e de saúde pública. Por conseguinte, é essencial encontrar um equilíbrio entre a promoção da inovação e a proteção dos doentes contra estes riscos potenciais, preservando simultaneamente o seu direito à privacidade e à segurança dos dados.

### 4.5.Os limites da inteligência artificial nos cuidados de saúde

A utilização da IA nos cuidados de saúde tem uma série de limitações que devem ser tidas em conta para garantir a sua eficácia e segurança.

#### 4.5.1. Os dados

Há muitos desafios relacionados com os dados no domínio da IA nos cuidados de saúde. Por um lado, a escassez de dados dos doentes constitui um grande obstáculo à investigação a nível mundial, uma vez que os dados reais são frequentemente protegidos por leis de proteção da privacidade [52]. A partilha e a utilização de dados médicos são sensíveis e levantam importantes questões éticas e jurídicas, incluindo o consentimento e a privacidade dos doentes. Por outro lado, os dados clínicos são muitas vezes ruidosos, contendo informações incompletas ou erróneas, exigindo um tempo considerável para os tornar utilizáveis [52]. De facto, a utilização de dados não normalizados pode levar a previsões erradas ou a decisões clínicas imprecisas. Além disso, os ciberataques adversários, que visam manipular dados ou modelos de IA para produzir resultados erróneos, representam uma séria ameaça à fiabilidade dos sistemas de IA nos cuidados de saúde [52]. Estes desafios realçam a necessidade de desenvolver estratégias robustas de recolha, limpeza e proteção de dados nos cuidados de saúde para garantir aplicações seguras e fiáveis.

#### 4.5.2. A caixa negra da inteligência artificial

No domínio da aprendizagem automática, as CNN são ferramentas muito utilizadas para o processamento de dados complexos, como as imagens médicas. No entanto, um dos principais desafios destes modelos é a sua natureza de "caixa negra", ou seja, a sua falta de transparência na forma como ajustam os seus parâmetros internos, como os pesos atribuídos a cada ligação neural e a taxa de aprendizagem **[53]**. Esta opacidade torna difícil compreender como o modelo toma as suas decisões, o que é particularmente crítico no domínio da saúde, onde a fiabilidade e a explicabilidade dos modelos são essenciais. De facto, a compreensão do modo como os modelos tomam decisões é crucial para a confiança dos clínicos e dos doentes na sua utilização. Consequentemente, é necessário desenvolver métodos para tornar os processos de aprendizagem e de tomada de decisões dos modelos CNN mais transparentes e compreensíveis, a fim de garantir a sua utilização eficaz e fiável em aplicações médicas.

### 4.5.3. Vieses

A presença de enviesamentos nos dados e algoritmos de IA pode conduzir a disparidades nos resultados clínicos e aumentar as desigualdades no domínio da saúde. Por conseguinte, é importante detetar e corrigir estes enviesamentos para garantir cuidados de saúde equitativos **[54]**.

Eis alguns exemplos dos preconceitos mais comuns:

- **Viés de seleção de dados:** Este tipo de enviesamento ocorre quando os dados utilizados para treinar um algoritmo não representam corretamente a população-alvo. Por exemplo, se os dados utilizados para desenvolver um modelo de diagnóstico não incluírem diversos subgrupos de doentes, tal pode conduzir a resultados enviesados que não são generalizáveis à população como um todo (54).
- **Viés de classe social:** Os dados de saúde podem frequentemente refletir disparidades socioeconómicas, o que pode introduzir um viés nos resultados dos algoritmos. Por exemplo, se os dados utilizados para prever os resultados clínicos se basearem principalmente em populações com rendimentos elevados, isto pode levar a recomendações de tratamento que não são adequadas para pessoas com rendimentos mais baixos (54).

- **Enviesamento racial e étnico:** Os algoritmos de IA podem também reproduzir preconceitos raciais e étnicos presentes nos dados de treino. Se os dados utilizados para desenvolver um algoritmo forem tendenciosos em relação a certos grupos raciais ou étnicos, tal pode conduzir a resultados discriminatórios que não são justos ou equitativos **[55]** .
- **Enviesamento de género:** Os dados de saúde também podem ser influenciados por enviesamentos de género, o que pode levar a recomendações de tratamento injustas para homens e mulheres. Por exemplo, se os dados utilizados para treinar um modelo de previsão de doenças cardíacas se basearem principalmente

em homens, tal pode levar a que não sejam efectuados diagnósticos em mulheres **[56]**.

- **Enviesamento algorítmico:** Os próprios algoritmos de IA podem ser tendenciosos, quer devido à forma como são concebidos, quer devido aos dados com que são treinados. Se um algoritmo for concebido para favorecer certos resultados em detrimento de outros, tal pode conduzir a recomendações de tratamento injustas ou não equitativas (54).

### 4.5.4. Perceção do público

A perceção do público pode ser uma limitação importante à adoção generalizada da IA. As atitudes e crenças dos indivíduos em relação à IA, quer em termos do seu potencial para substituir ou ajudar os profissionais de saúde, do seu impacto na qualidade dos cuidados ou do nível de confiança depositado nestes sistemas, podem influenciar grandemente a sua aceitação e integração. Além disso, estudos demonstraram que as preferências em matéria de saúde podem variar consoante os contextos culturais, sociais e demográficos, o que realça a importância de uma compreensão aprofundada das percepções do público em geral para o êxito da implementação da IA nos cuidados de saúde **[57]** . Em suma, embora esta tecnologia ofereça possibilidades promissoras no domínio dos cuidados de saúde, as suas limitações devem ser abordadas de forma proactiva para maximizar os seus benefícios e minimizar os seus riscos potenciais. A recente publicação da OMS sublinha a importância crucial de garantir a segurança e a eficácia dos sistemas de IA nos cuidados de saúde, bem como a necessidade de promover a colaboração entre as várias partes interessadas, incluindo os criadores de tecnologias, as entidades reguladoras, os fabricantes, os médicos e os beneficiários dos cuidados de saúde **[58]** .

# 5. APLICAÇÕES DA INTELIGÊNCIA ARTIFICIAL

Nesta secção, explorámos alguns estudos clínicos recentes que ilustram a aplicação da inteligência artificial nos domínios médico e farmacêutico, a fim de realçar a forma como a IA revolucionou a medicina moderna, seja no diagnóstico assistido por computador, na previsão de resultados médicos, na descoberta de medicamentos ou na monitorização de eventos adversos. Também detalhamos o apoio crucial prestado pela IA durante a crise da COVID-19 e o seu papel essencial na previsão da estrutura viral do Sars-Cov-2. Os exemplos escolhidos tentarão demonstrar como os avanços da IA continuam a transformar as práticas médicas e farmacêuticas, abrindo novas possibilidades para melhorar a saúde pública e o bem-estar da sociedade.

## 5.1. Aplicações no domínio da medicina

### 5.1.1. Imagiologia médica

#### 5.1.1.1. Ecografia pélvica

O ultrassom é uma modalidade de imagem flexível utilizada em todo o mundo como um procedimento de exame médico de primeira linha e em muitos casos clínicos diferentes. Beneficia da evolução contínua das tecnologias de ultra-sons e de um sistema de saúde digital baseado em ultra-sons bem estabelecido. No entanto, o seu desempenho em termos de diagnóstico ainda é problemático devido às caraterísticas inerentes à imagiologia por ultra-sons, como o funcionamento manual e a forte dependência do operador. Vários estudos já demonstraram que a IA é capaz de reconhecer padrões de varrimento complexos e de fornecer avaliações quantitativas dos dados de imagiologia. Esta tecnologia pode, portanto, ajudar os médicos a obter resultados de ultrassom mais precisos e reprodutíveis **[59]**. De acordo com Fiorentino et al, a ecografia 3D é amplamente utilizada pela sua capacidade de fornecer informações espaciais e de diagnóstico ricas, que são difíceis de obter com a ecografia 2D **[60]**. Além disso, permite que vários planos padrão (SPs) sejam capturados numa única imagem. No entanto, a localização manual de SPs em ultrassom 3D é difícil devido à baixa qualidade da imagem, ao enorme espaço de busca e à alta variabilidade anatômica. Para enfrentar este desafio, a equipa de Fiorentino propôs uma nova estrutura de aprendizagem MARL que localiza automaticamente múltiplos PSs em ultra-sons pélvicos 3D. Esta abordagem não só melhorou a independência do utilizador, como também aumentou a eficiência da digitalização. Assim, o método proposto foi uma abordagem robusta que localiza com precisão

múltiplos PSs em diferentes conjuntos de dados, neste caso, ultra-sons pélvicos **[60]**.
Além disso, os investigadores combinaram um sistema MARL com uma Rede Neural Recursiva para formar um módulo colaborativo que melhora a comunicação, a partilha de informações, a tomada de decisões conjuntas e a ação concertada entre agentes. O objetivo deste sistema combinado é localizar eficazmente vários SP em exames de ultra-sons 3D. Os investigadores adoptaram a investigação sobre arquitetura neural para conceber automaticamente a arquitetura da rede de agentes e o módulo de colaboração **[60]**. Por outras palavras, aplicaram técnicas de aprendizagem automática para determinar a configuração óptima da rede neural utilizada pelos agentes e pelo módulo de colaboração, em vez de definirem esta estrutura manualmente.
Os resultados do seu estudo mostraram que um modelo ML do tipo MARL permite a localização automática e eficiente de PS em ecografias pélvicas de úteros normais e anormais. Este método baseado em IA é, portanto, aplicável numa variedade de contextos clínicos.

### 5.1.1.2. Radiografias do tórax

A aplicação da IA às radiografias do tórax pode ser ilustrada pelo trabalho de Tayebi Arasteh et al. que examinaram a utilização da aprendizagem auto-supervisionada (SSL) para pré-treinar modelos de IA para analisar imagens médicas, em especial radiografias do tórax **[61]**.
No domínio da análise avançada de imagens médicas, tornou-se prática comum utilizar conjuntos de dados em que as imagens foram previamente rotuladas. Estas etiquetas são pedaços de informação associados a cada imagem que indicam o que a imagem representa, por exemplo, a presença ou ausência de determinadas condições médicas.
Embora os conjuntos de dados pré-rotulados se tenham tornado uma norma técnica na análise de imagens médicas com recurso à IA, o aparecimento da SSL oferece uma oportunidade para contornar o processo intensivo de rotulagem. Trata-se, portanto, de uma técnica intermédia entre a aprendizagem supervisionada e a não supervisionada.
**A Figura 7** destaca o processo e as vantagens da utilização da SSL como método de pré-treino para modelos de IA na análise de imagens médicas.
Na **etapa (a)**, a aprendizagem supervisionada demonstra o processo tradicional de pré-treino da IA utilizando conjuntos de dados rotulados, o que pode exigir muitos recursos e tempo devido à necessidade de anotação manual.
O método SSL na **etapa (b)** envolve o treino de modelos de IA em imagens não

médicas e não rotuladas, tirando partido de dados disponíveis gratuitamente, contornando assim a necessidade dispendiosa e demorada de rotulagem manual. Finalmente, na **etapa (c)**, a transferência dos conhecimentos adquiridos a partir do modelo pré-treinado SSL em imagens não médicas para um modelo supervisionado permite que as imagens médicas sejam diagnosticadas com exatidão.

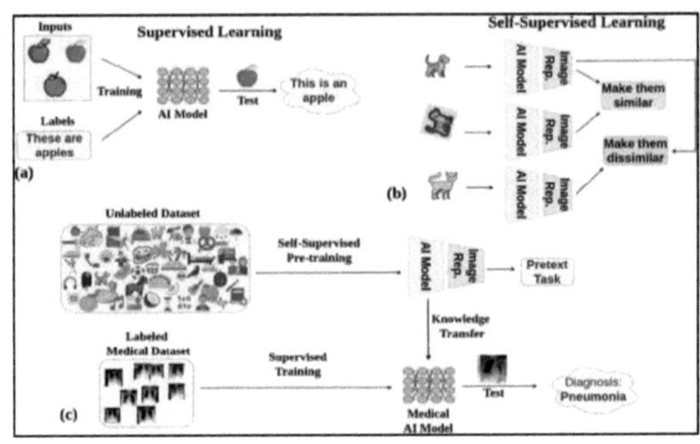


**Figura 7: Diferença entre aprendizagem supervisionada e auto-supervisionada [61].**

Como mencionado anteriormente, na aprendizagem supervisionada, os dados de treino são rotulados, o que significa que cada exemplo de dados está associado a uma etiqueta que indica a resposta correta. O modelo é treinado para prever estas etiquetas a partir dos dados de entrada fornecidos. Na aprendizagem não supervisionada, os dados de treino não são rotulados. O modelo tem de encontrar estruturas ou agrupamentos significativos nestes dados por si só, sem qualquer supervisão externa. A SSL representa uma abordagem de aprendizagem não supervisionada em que um modelo adquire conhecimentos a partir de dados não rotulados, definindo as suas próprias tarefas de supervisão. Neste processo, o algoritmo divide os dados em segmentos distintos, utilizando alguns para gerar previsões e outros para as avaliar. Este processo permite que o algoritmo melhore de forma incremental sem a necessidade de supervisão inicial **[61]**.

Neste estudo, a equipa de Tayebi Arasteh quis examinar se a pré-treino com SSL em grandes bases de dados de imagens não anotadas pode melhorar o desempenho dos modelos de IA médica em comparação com a pré-treino com aprendizagem supervisionada. Testaram esta abordagem treinando modelos de IA para diagnosticar mais de 20 resultados de imagiologia radiológica num conjunto de dados de vários locais que abrange três continentes e inclui mais de

800 000 radiografias de tórax. Os investigadores compararam o desempenho do método SSL com o do modelo supervisionado em imagens não médicas da base de dados ImageNet e em radiografias de tórax rotuladas da base de dados MIMIC-CXR **[61]**.
Os resultados mostraram que o desempenho da SSL não só superou a fase de formação inicial do modelo supervisionado baseado em imagens não médicas, como também, nalguns casos, superou o modelo supervisionado em radiografias de tórax rotuladas. Estes resultados sugerem que a escolha da estratégia de formação inicial pode ser crucial para melhorar a precisão do diagnóstico da inteligência artificial na imagiologia médica **[61]**. No contexto do diagnóstico médico, a SSL representa uma mudança de paradigma no sentido de melhorar a precisão e a eficiência dos modelos de IA. Este estudo realça a importância de continuar a explorar a aplicação da aprendizagem auto-supervisionada na imagiologia médica, nomeadamente em contextos em que os conjuntos de dados exaustivamente rotulados são limitados.

### 5.1.2. Diagnóstico médico

#### 5.1.2.1. Diagnóstico do autismo

Um exemplo da aplicação da IA no diagnóstico médico do autismo é destacado por Kim et al. através do desenvolvimento de "modelos de conjunto profundos" para diferenciar fotografias da retina de pessoas com perturbações do espetro do autismo (PEA) de pessoas com desenvolvimento típico (DT) **[62]**. Este modelo ensemblístico permite também distinguir entre casos de PEA graves e casos de PEA ligeiros a moderados.
Kim et al. realizaram um estudo de diagnóstico num hospital em Seul, Coreia do Sul, com 958 participantes com uma idade média de 8 anos **[62]**. As fotografias da retina de indivíduos com PEA foram recolhidas prospectivamente, e as de indivíduos com DT da mesma idade e sexo foram recolhidas retrospetivamente. A rede neural utilizada para construir estes modelos ensemblísticos é uma rede ResNeXt-50 pré-treinada. Trata-se de um tipo específico de arquitetura de rede CNN profunda. Ao utilizar uma rede pré-treinada, os modelos de conjunto podem beneficiar do conhecimento previamente adquirido pela rede numa grande quantidade de dados. Este facto pode frequentemente acelerar e melhorar o processo de aprendizagem quando aplicado a novos conjuntos de dados ou tarefas. Todas as análises estatísticas foram efectuadas em Python e todos os modelos de classificação foram implementados utilizando a biblioteca PyTorch **[62]**.
Os resultados deste estudo sugerem que as fotografias da retina podem ser um

método objetivo promissor para o rastreio das PEA e até para avaliar a gravidade dos sintomas. A AUROC, ou "Area Under the Receiver Operating Characteristic curve" (área sob a curva caraterística de funcionamento do recetor), é uma medida habitualmente utilizada em testes de diagnóstico e de AM para avaliar o desempenho de um modelo de classificação binária. Os valores médios da AUROC para o rastreio de PEA e a gravidade dos sintomas foram de 1,00 e 0,74, respetivamente. Um valor AUROC elevado, próximo de 1, indica que o modelo tem uma boa capacidade de discriminação, ou seja, pode efetivamente distinguir os indivíduos com PEA dos que não têm. Além disso, os modelos de rastreio de PEA foram capazes de fornecer previsões muito precisas quando confrontados com dados semelhantes aos que tinham sido treinados. Assim, as previsões dos modelos estavam muito próximas da realidade, indicando estimativas com boa exatidão **[62]**. Os modelos utilizados também mostraram resultados promissores na distinção entre PEA e DT com base em fotografias da retina, sugerindo que as alterações da retina associadas à PEA podem servir como potenciais biomarcadores. Os modelos mantiveram um AUROC médio de 1,00 usando apenas 10% da imagem que contém o disco ótico, destacando a importância crucial desta área na distinção entre PEA e DT. Os resultados também sugerem que as fotografias da retina podem ser utilizadas como uma ferramenta de rastreio objetiva a partir dos 4 anos de idade. No entanto, de acordo com os autores, isto não significa que as fotografias da retina não sejam viáveis para crianças com menos de 4 anos de idade, e é essencial mais investigação neste sentido **[62]**.

Em resumo, a IA foi capaz de diferenciar crianças com PEA de crianças com DT e, mesmo quando 90% das áreas não críticas das imagens foram removidas, os modelos mantiveram um desempenho perfeito. Esta investigação representa um avanço significativo no sentido do desenvolvimento de ferramentas de rastreio objectivas para as PEA, que poderão potencialmente ajudar a resolver os problemas de acesso a avaliações especializadas em pedopsiquiatria devido a recursos limitados.

#### 5.1.2.2. Diagnóstico de depressão

Em 2023, a empresa americana Aiberry Inc criou uma plataforma de IA multimodal que analisa as caraterísticas faciais, de áudio e de texto para detetar perturbações mentais **[63]**. Há 15 anos, um grupo de professores e estudantes da Universidade de Oxford e da Universidade de Paris levantou a hipótese de que a depressão poderia ser detectada através da análise dos nossos músculos faciais únicos. Esta hipótese evoluiu para ter em conta o conhecimento disponível a partir da análise contextual da voz e das palavras. As medidas convencionais de

depressão, como as escalas de Beck, Zung ou Carroll, exigem que os indivíduos auto-avaliem a frequência e a gravidade dos seus sintomas depressivos, selecionando a resposta que melhor os descreve a partir de uma série de perguntas de escolha múltipla **[64]**. A aplicação Aiberry oferece uma opção de avaliação inovadora baseada na IA, com uma animação digital chamada Botberry que incentiva os utilizadores a falarem sobre si próprios com as suas próprias palavras. O software de aprendizagem automática agrega as respostas a estas perguntas e gera uma pontuação global de risco de depressão, bem como informação ao nível dos sintomas e uma transcrição de cada resposta **[63]**.
Do mesmo modo, um estudo rigoroso realizado pela Universidade do Texas, em Austin, demonstrou que a aplicação Aiberry era clinicamente equivalente à "norma de ouro" na avaliação da saúde mental **[63]**. O seu principal objetivo era utilizar uma amostra demograficamente diversificada para validar um modelo de IA, previamente treinado em entrevistas administradas por seres humanos, em novas entrevistas administradas por robôs, e verificar a existência de enviesamentos algorítmicos ligados a critérios como a idade, o sexo, a raça e a etnia **[63]**.
Cerca de 400 adultos foram recrutados através das redes sociais para participarem numa breve entrevista administrada por um robô e preencheram um formulário de autoavaliação da depressão. Foi utilizado um modelo de IA para prever as pontuações do formulário com base apenas nas respostas à entrevista. Em caso de discrepâncias significativas entre a interpretação do modelo e a pontuação do formulário, os clínicos efectuaram uma análise mascarada para determinar a sua preferência **[63]**.
Os resultados mostraram uma correlação forte e positiva entre as previsões do modelo e as pontuações auto-relatadas, com um coeficiente de correlação r de 0,73 e um erro absoluto médio de 3,3. De facto, 90% das previsões do IA estavam de acordo com o auto-relato ou com a opinião de peritos clínicos quando o IA contradizia a autoavaliação. Não se registaram diferenças no desempenho do modelo em função da idade, sexo, raça ou origem étnica **[63]**. Assim, este estudo demonstra que a IA pode prever com precisão a gravidade da depressão com base em respostas orais recolhidas à distância durante uma entrevista conduzida por um robô. Estes resultados são promissores para a utilização desta tecnologia como ferramenta de rastreio da saúde mental para ajudar os médicos na tomada de decisões clínicas.

#### 5.1.2.3. Diagnóstico da retinopatia diabética

Em agosto de 2020, a EyeNuk Inc, uma empresa internacional de tecnologia e serviços médicos baseados na IA, tornou-se líder no rastreio oftalmológico com o lançamento do sistema EyeArt, que foi aprovado pela Food and Drug Administration (FDA) dos EUA **[65]**. O sistema identifica mais do que a retinopatia diabética ligeira (mtmDR) e a retinopatia diabética que ameaça a visão. Foi aprovado como dispositivo médico de classe IIb na União Europeia para identificar a RD, a lesão glaucomatosa do nervo ótico e a degenerescência macular relacionada com a idade num único teste.

Numa publicação recente que envolveu mais de 500 participantes em ensaios, Lim et al. tinham como objetivo comparar o desempenho de diagnóstico dos oftalmologistas e do sistema EyeArt AI para a deteção de RDmt **[65]**. Eram elegíveis os doentes com mais de 18 anos de idade, com diabetes e sem historial de RD, que podiam tolerar um exame de fundo de olho. Os participantes foram submetidos a várias fotografias da retina para análise pelo sistema de IA artificial. Os resultados foram comparados com os métodos de oftalmoscopia dilatada para detetar a RD em doentes diabéticos. Os resultados deste estudo mostraram que o sistema de IA EyeArt tinha uma maior sensibilidade para detetar a RDmt em comparação com a oftalmoscopia dilatada: 96,4% para o EyeArt ($IC_{95\%}$ = [93,1%-99,8%]) em comparação com 27,7% para a oftalmoscopia ($IC_{95\%}$ = [20,1-35,2%]). No entanto, a sua especificidade foi ligeiramente inferior: 88,4% em comparação com 99,6% **[65]**.

Assim, podemos considerar o EyeArt como uma ferramenta de rastreio interessante com a sua elevada sensibilidade para a deteção de mtmDR. Ao contrário dos sistemas de tele-rastreio baseados em humanos, o sistema EyeArt fornece uma determinação imediata da presença de mtmDR que está disponível para o paciente antes de deixar a prática de cuidados primários, melhorando assim a adesão aos cuidados de acompanhamento. Além disso, representa o primeiro sistema de IA de diagnóstico autónomo aprovado pela FDA em qualquer área da medicina, com o potencial de ajudar a prevenir a perda de visão em milhares de pessoas com diabetes todos os anos.

### 5.1.3. Previsão da doença

#### 5.1.3.1. Previsão do cancro do pâncreas

O cancro do pâncreas é uma doença agressiva com um mau prognóstico, frequentemente diagnosticada tardiamente, pelo que deve ser detectada o mais cedo possível. Neste contexto, um trabalho de colaboração entre a Harvard Medical School e a Universidade de Copenhaga revelou que uma ferramenta de inteligência artificial foi capaz de identificar eficazmente, até três anos antes do diagnóstico, pessoas com elevado risco de cancro do pâncreas, com base apenas nos registos médicos dos pacientes **[66]**. De facto, os investigadores desenvolveram um modelo de IA baseado em combinações de códigos de doenças e no seu "timing" de aparecimento, o que lhes permitiu prever quais os doentes susceptíveis de desenvolver cancro do pâncreas no futuro. Estas combinações de códigos de doença podem incluir sequências de diagnósticos médicos associados a um risco acrescido de cancro do pâncreas. Por exemplo, a presença de iterícia não especificada seguida de problemas pancreáticos pode indicar uma disfunção pancreática associada a um risco de cancro do pâncreas. Do mesmo modo, o diagnóstico de diabetes de tipo 2 seguido de problemas gastrointestinais não especificados pode indicar uma maior suscetibilidade a este tipo de cancro em doentes diabéticos. Além disso, a presença de cálculos biliares acompanhada de dor abdominal persistente pode indicar irritação ou obstrução do pâncreas, aumentando assim o risco de cancro **[66]**.

Neste estudo, os investigadores testaram diferentes versões dos modelos de IA para detetar pessoas com elevado risco de desenvolver a doença em diferentes períodos de tempo: 6 meses, um ano, 2 anos e 3 anos. Cada versão do algoritmo provou ser muito mais precisa do que as estimativas actuais da incidência da doença na população, com uma capacidade comparável à dos actuais testes de sequenciação genética. Para avaliar o risco de cancro do pâncreas, os investigadores utilizaram modelos preditivos de ML recentemente desenvolvidos, recorrendo a registos de doentes provenientes de uma série de fontes, como inquéritos de saúde, registos de médicos de clínica geral e bases de dados de hospitais do mundo real. Em vez de se limitarem a identificar a doença já presente, a sua abordagem permitiu ter em conta a evolução da doença ao longo do tempo, proporcionando uma perspetiva mais dinâmica e pormenorizada da previsão do risco de cancro do pâncreas **[66]**.

Uma das principais vantagens desta ferramenta de IA é o facto de poder ser utilizada em todos os pacientes para os quais existam registos médicos, permitindo a deteção precoce em indivíduos de alto risco que podem não estar cientes da sua predisposição genética ou história familiar. Ao utilizarem esta ferramenta, os médicos podem direcionar as populações certas para testes mais avançados, evitando ao mesmo tempo testes e procedimentos adicionais desnecessários para outros. Além disso, esta ferramenta representa um primeiro passo fundamental para melhorar o rastreio, os testes específicos e o diagnóstico precoce do cancro do pâncreas, oferecendo uma oportunidade valiosa para salvar vidas.

### 5.1.3.2. Previsão da mortalidade por COVID-19

Em outubro de 2020, Gao et al. apresentaram um modelo de previsão do risco de mortalidade para a COVID-19, que designaram por Mortality Risk Prediction Ensemble Model (MRPMC) **[67]**. Este modelo utiliza dados clínicos de pacientes com COVID-19 na admissão para estratificar os pacientes de acordo com o risco de mortalidade, tornando possível prever a deterioração fisiológica e a morte com até 20 dias de antecedência **[67]**. O MRP? é um modelo de conjunto, o que lhe permite captar uma variedade de estruturas e relações nos dados, melhorando a sua capacidade de previsão. Foi construído utilizando quatro métodos de aprendizagem automática, incluindo a regressão logística, a máquina de vectores de apoio, a árvore de decisão com gradiente aumentado e a rede neural **[67]**. Este modelo de previsão do risco de mortalidade foi validado em várias coortes de validação. Assim, ofereceu uma abordagem promissora para melhorar a gestão dos doentes com COVID-19, permitindo uma previsão exacta do risco de mortalidade e facilitando uma resposta médica mais proactiva e adaptada. Vários outros investigadores utilizaram o AM e a DL para prever o estado dos doentes com COVID-19. Em abril de 2023, Qiu-Yu Li et al. utilizaram o ML para detetar sinais de alerta clínicos precoces graves em doentes com COVID-19 **[68]**. Num estudo exaustivo publicado em março de 2023, Jin et al. também utilizaram a DL na investigação sobre a COVID-19 **[69]**. Concluíram que esta ferramenta tem potencial não só para diagnosticar a COVID-19, mas também para avaliar a progressão e o prognóstico da doença, sugerir planos de tratamento e ajudar as autoridades de saúde a formular medidas inteligentes para controlar e prevenir a propagação da doença.

## 5.2. Aplicações farmacêuticas

### 5.2.1. Descoberta dos antibióticos

Desde a descoberta da penicilina, os antibióticos têm sido uma parte essencial da medicina moderna. No entanto, a eficácia continuada destes remédios vitais está a ser posta em causa pelo aparecimento de estirpes multi-resistentes. Este problema é ainda agravado pelo declínio do desenvolvimento de novas moléculas, fenómeno que se deve à falta de incentivos económicos. Perante esta situação alarmante, a procura de novos antibióticos está a tornar-se cada vez mais complexa. Para enfrentar este desafio, são necessárias novas abordagens à descoberta de antibióticos para aumentar a taxa de identificação de novas moléculas e, ao mesmo tempo, reduzir os custos associados à sua descoberta precoce. Felizmente, os recentes avanços na aprendizagem automática estão a abrir caminho à aplicação de algoritmos para a previsão de propriedades moleculares, permitindo a identificação de novas classes estruturais de antibióticos **[70]**. Ao contrário dos métodos tradicionais de despistagem de elevado rendimento, que limitam os seus testes a alguns milhões de moléculas, as abordagens algorítmicas contemporâneas podem avaliar centenas de milhões ou mesmo milhares de milhões de moléculas quanto às suas propriedades antibacterianas. Esta capacidade de explorar vastos espaços químicos excede em muito o âmbito das actuais abordagens experimentais **[70]**.

Por outro lado, a resistência antimicrobiana representa uma grande ameaça à escala global para os sectores da saúde, social, ambiental e económico, exigindo uma ação sustentada para a remediar. O desenvolvimento da resistência antimicrobiana complica o tratamento das infecções, aumenta a propagação da doença, a sua gravidade e o risco de morte. Consequentemente, a eficácia dos medicamentos diminui, permitindo que as infecções persistam no organismo e aumentando o risco de transmissão a outros indivíduos.

#### 5.2.1.1. Desenvolvimento da Halicina

Num estudo recente, publicado em 2020, os investigadores de IA Stokes et al. procuraram demonstrar como a combinação de previsões in silico e investigações laboratoriais empíricas pode levar à descoberta de novos antibióticos **[70]**. A sua abordagem consistiu em três fases. Em primeiro lugar, treinaram um modelo de rede neural profunda para prever a inibição do crescimento da Escherichia coli utilizando uma coleção de 2335 moléculas. Este modelo funciona através da construção de um gráfico molecular baseado numa propriedade específica, neste caso a inibição do crescimento da E. coli, utilizando uma abordagem de passagem de mensagens, trocando iterativamente informações sobre a química local entre átomos e ligações adjacentes numa série de passos de passagem de mensagens. Cada iteração propaga as informações sobre a química local por toda a molécula, permitindo que o modelo construa uma representação mais holística da molécula. Após um número definido de etapas de passagem de mensagens, as representações vectoriais das diferentes regiões químicas locais de uma molécula são somadas num único vetor contínuo que capta a complexidade de todo o composto. Em seguida, aplicaram o modelo resultante a várias bibliotecas químicas separadas, que incluem mais de 107 milhões de moléculas, para identificar potenciais compostos com atividade contra este germe. Depois de classificar os compostos de acordo com a pontuação prevista pelo modelo, selecionaram finalmente uma lista de moléculas candidatas com base num limiar de pontuação de previsão predefinido, na estrutura química e na disponibilidade **[70]**.

Neste trabalho, os cientistas relataram que identificaram inicialmente 99 moléculas distintas no "Drug Repurposing Hub", uma base de dados que compila uma variedade de compostos químicos, principalmente medicamentos já aprovados para outras indicações clínicas. Estas moléculas foram as mais fortemente previstas pelo modelo de IA como tendo propriedades antibacterianas, tendo sido depois sujeitas a testes empíricos para avaliar a sua capacidade de inibir o crescimento da E. coli. Destes compostos, 51 demonstraram inibição do crescimento contra o germe. Estas moléculas foram então classificadas de acordo com a sua fase de investigação clínica, a sua semelhança estrutural com as moléculas do conjunto de treino principal e a sua toxicidade prevista utilizando um modelo de rede neural profunda treinado na base de dados ClinTox. O composto que satisfez todos estes critérios foi o inibidor da c-Jun N-terminal kinase SU3327, rebaptizado Halicin **[70]**. A sua estrutura química, descrita na **Figura 8**, corresponde a um derivado de nitrotiazol que foi previamente estudado como um potencial tratamento para a diabetes, mas que não foi desenvolvido para esta aplicação devido aos fracos resultados do estudo. A halicina demonstrou uma excelente atividade inibidora do crescimento contra E. coli, com uma concentração inibitória mínima de 2 µg/ml.

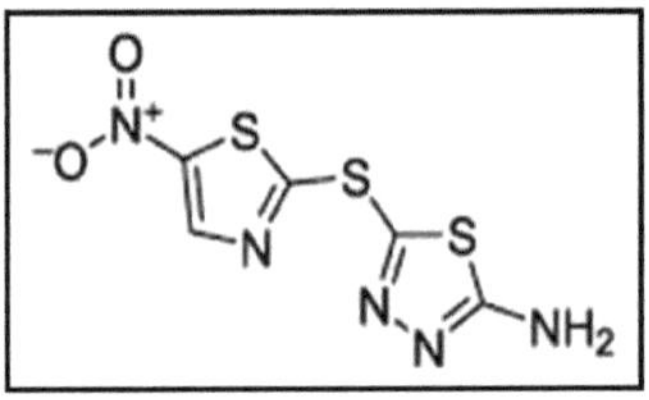

**Figura 8: Estrutura química da halicina [70].**

Significativamente, os investigadores descobriram que a classificação de previsão da halicina no seu modelo (posição 89) era mais elevada do que a dos outros modelos testados. Estes dados sublinham a importância da utilização de uma abordagem de rede neural profunda de passagem de mensagens na descoberta de novos candidatos a antibióticos, como a halicina.

#### 5.2.1.2. Desenvolvimento da Abaucina

A Acinetobacter baumannii é uma bactéria oportunista que se destaca como uma prioridade máxima entre os agentes patogénicos infecciosos, devido à sua resistência generalizada a praticamente todas as classes de antibióticos e modalidades terapêuticas disponíveis. A estirpe de A. baumannii resistente aos carbapenemes é classificada como um dos agentes patogénicos de prioridade crítica na lista da OMS de bactérias resistentes aos antibióticos, exigindo esforços urgentes para desenvolver medicamentos eficazes **[71]**. Além disso, a A. baumanni encontra-se geralmente em hospitais, onde pode sobreviver em superfícies durante longos períodos. O agente patogénico é capaz de captar ácido desoxirribonucleico de outras espécies de bactérias no seu ambiente, incluindo genes de resistência aos antibióticos.

Neste contexto, foi realizado um estudo retrospetivo publicado em 2021 na unidade de cuidados intensivos de queimaduras do Centro de Traumatologia e Queimaduras Ben Arous na Tunísia **[72]**. O objetivo era analisar as densidades de incidência de colonização e infeção por A. baumannii e a resistência aos antibióticos de estirpes isoladas de doentes hospitalizados. Os resultados mostraram que este germe tem um elevado nível de resistência aos antibióticos testados, tais como a ceftazidima, a piperacilina-tazobactam e a ciprofloxacina.

De acordo com um novo estudo publicado em maio de 2023 na revista científica Nature Chemical Biology, Stokes et al, investigadores da Universidade McMaster e do Instituto de Tecnologia de Massachusetts, utilizaram um algoritmo de inteligência artificial para prever novas classes estruturais de moléculas antibacterianas e conseguiram identificar um novo composto antibacteriano eficaz contra a temida bactéria A. baumannii **[73]** . Chamaram a este novo antibiótico Abaucina (**Figura 9**).

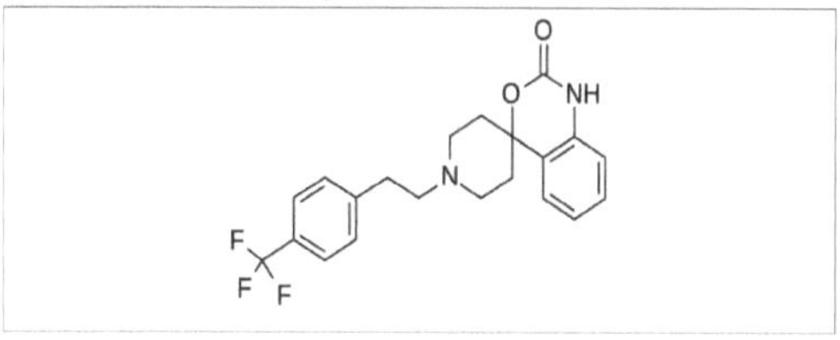

**Figura 9: Estrutura química da Abaucina [73].**

Para identificar a Abaucina, os autores basearam-se no seu trabalho anterior realizado em 2020, que lhes permitiu demonstrar a utilidade da aprendizagem automática na descoberta de novas moléculas antibacterianas utilizando a E. coli K12 como organismo modelo **[70]**. Por exemplo, utilizaram um conjunto de dados contendo moléculas com a capacidade de inibir o crescimento da bactéria A. baumannii in vitro, incluindo medicamentos não patenteados e produtos químicos sintéticos selecionados a partir de várias sub-bibliotecas de rastreio de alto rendimento. Utilizaram estes dados para treinar um tipo específico de rede neural de passagem de mensagens, que traduz a estrutura gráfica de uma molécula num vetor contínuo [73]. Em seguida, utilizaram esta rede neural treinada para fazer previsões no Drug Repurposing Hub, uma base de dados que contém cerca de 7.500 moléculas de medicamentos potenciais. Procuraram especificamente moléculas cuja atividade contra a A. baumannii ainda não era conhecida, ou seja, que ainda não tinham sido identificadas como antibióticos para esta bactéria [73]. Do mesmo modo, as previsões da rede neural treinada encontraram um total de 240 moléculas prioritárias que satisfazem critérios específicos. É de notar que o modelo foi optimizado utilizando um conjunto de dez classificadores, o que aumentou a sua robustez [73]. Esta abordagem mostra claramente que o ML foi integrado em várias fases do processo de identificação e validação de moléculas antibacterianas candidatas. Estas moléculas foram adquiridas e testadas in vitro contra A. baumannii a uma concentração de 50μM. Utilizando um limiar rigoroso de mais de 80% de inibição do crescimento, nove das moléculas testadas mostraram atividade antibacteriana contra este germe. A estas nove moléculas prioritárias foram aplicados critérios de eliminação relacionados com a estrutura molecular, o que levou à seleção de uma única molécula. As investigações subsequentes centraram-se nesta molécula, à qual foi dado o nome de Abaucina. Após a realização de mais experiências com este produto para avaliar a viabilidade bacteriana após o tratamento, foi observada uma atividade bactericida modesta [73]. Após 6 horas de tratamento, os investigadores retiraram o composto das culturas de A. baumannii e observaram um recomeço do crescimento bacteriano, com o período de latência aparente a aumentar com o aumento das concentrações de Abaucina [73]. Em geral, estes dados mostram a eficácia antibacteriana deste composto, inibindo um processo biológico que estava maximamente ativo durante o crescimento e a divisão, o que é consistente com a maioria dos antibióticos conhecidos.

Em segundo lugar, os investigadores apresentaram provas sólidas de que a Abaucina possui uma atividade antibacteriana de espetro estreito, o que é vantajoso para reduzir a propagação interpatogénica da resistência. Além disso, as experiências mostraram que a abaucina podia controlar a infeção por A. baumannii num modelo de ferida de rato, o que significa que a abaucina tem o potencial de reduzir ou limitar a infeção causada por A. baumannii num modelo animal específico, neste caso em ratos [73]. Esta informação é importante porque indica que a abaucina tem potencial terapêutico no tratamento de infecções causadas por esta bactéria.

Por último, este estudo destacou a utilidade da aprendizagem automática na descoberta de antibióticos e descreveu uma pista promissora com atividade específica contra um agente patogénico Gram-negativo multi-resistente. A descoberta de novos antibióticos contra a A. baumannii utilizando o rastreio convencional tem-se revelado difícil. Os métodos tradicionais são morosos, dispendiosos e limitados. As abordagens algorítmicas modernas permitem o acesso a centenas de milhões, se não milhares de milhões, de moléculas com propriedades antibacterianas. O processo utilizado por estes investigadores poderia também acelerar a descoberta de outros antibióticos para tratar muitas outras bactérias multi-resistentes. Em conclusão, os investigadores responderam à necessidade urgente de novos fármacos para tratar a Acinetobacter baumannii, uma bactéria multirresistente, uma bactéria nosocomial difícil de erradicar e que pode causar pneumonia, meningite e infecções de feridas, levando mesmo à morte.

### 5.2.2. Luta contra a Covid-19

A pandemia de COVID-19 começou a surgir no final de 2019, com os primeiros casos registados em dezembro em Wuhan, na China. Em seguida, espalhou-se rapidamente por todo o mundo durante 2020, tornando-se uma grave crise sanitária mundial**[74]** .

Embora as instituições de saúde tenham procurado mitigar a pandemia, a mortalidade continuou a aumentar. A comunidade científica manifestou grandes esperanças quanto ao potencial da ciência dos dados e da IA para contribuir para a luta contra a pandemia.

#### 5.2.2.1. Pesquisa bibliográfica

Desde o surto de COVID-19, foram publicados milhares de artigos científicos sobre vários aspectos da doença, desde os potenciais tratamentos à dinâmica da pandemia, o que demonstra a urgência com que os investigadores responderam a esta crise sanitária. No entanto, este afluxo maciço de literatura científica representou um desafio para quem deseja explorar os dados para tirar conclusões relevantes.

Para ultrapassar este problema, o Gabinete de Política Científica e Tecnológica da Casa Branca, nos Estados Unidos, pediu a investigadores e gestores do Allen Institute for AI and Emerging Technologies da Universidade de Georgetown, da Microsoft e da Biblioteca Nacional de Medicina que colaborassem e criassem uma base de dados que compilasse a literatura científica sobre a COVID-19, o SARS-CoV-2 e o coronavírus em geral **[75]**. Esta base de dados, designada CORD-19 "COVID-19 Open Research Dataset", reuniu publicações da PubMed Central, dos servidores de pré-publicação bioRxiv e medRxiv e da base de dados da OMS sobre a COVID-19. Durante a pandemia, o CORD-19 foi um recurso valioso para o desenvolvimento de ferramentas e aplicações baseadas em IA. Os investigadores e "Os cientistas de dados podem utilizar esta base de dados para treinar modelos de aprendizagem automática, algoritmos de processamento de linguagem natural e outras técnicas de IA para extrair informações, identificar tendências e desenvolver soluções relacionadas com a investigação, o tratamento e a prevenção de doenças. De facto, a análise da vasta quantidade de dados sobre o coronavírus foi facilitada por ferramentas de investigação baseadas em IA, como a WellAI e a SciSight **[75]**.

A aplicação WellAI utiliza redes neuronais do tipo PNL para aprender com a base de dados CORD-19, a fim de resumir os conhecimentos existentes **[75]**. O principal objetivo desta aplicação é ajudar os investigadores a gerar novas ideias ou conceitos relevantes para a sua investigação sobre o vírus. Em vez de se limitar a fornecer resumos dos conhecimentos existentes, a aplicação utiliza a aprendizagem não supervisionada para descobrir novos aspectos ou potenciais novas direcções nos dados, o que pode inspirar os investigadores a explorar novas vias de investigação ou a formular novas hipóteses **[75]**. Estes conceitos podem incluir termos médicos, proteínas, genes, doenças, produtos químicos, etc. A ferramenta também visualiza a rede emergente de literatura em torno do coronavírus, o que significa que fornece uma representação gráfica das relações entre estes conceitos na literatura científica **[76]**. Isto permite aos utilizadores compreender melhor como os diferentes aspectos da doença e a sua investigação estão interligados e como evoluem ao longo do tempo. Além disso, o SciSight baseia-se no SciBERT, um modelo linguístico pré-treinado num grande corpus de publicações científicas, a fim de proporcionar um melhor desempenho em PNL **[76]**.

Na prática, existem várias vantagens na utilização de ferramentas que exploram a PNL em comparação com um motor de pesquisa convencional (**Quadro II**).

**Quadro II: Comparação entre as ferramentas de aprendizagem automática baseadas na PNL e um motor de pesquisa convencional [75].**

| | Ferramenta de pesquisa motorizada por IA baseada em PNL | Motor de busca para publicações clássicas |
|---|---|---|
| Objetivo | Redes neuronais | Procurar palavras-chave e |
| geral | resumir, generalizar e | frases num artigo. Não pode |
| | prever relações entre | não tirar quaisquer conclusões sobre o |
| | palavras-chave. | relações entre palavras-chave. |
| Sinónimos | A ferramenta é capaz de | Resultados obtidos |
| (conceitos | compreender os sinónimos e | correspondem a palavras-chave ou |
| correlaciona dos) | conceitos correlacionados. Por exemplo, | frases de pesquisa, sem |
| | ele compreende que | conhecimento dos sinónimos e |
| | A "hipertensão" é uma | conceitos associados. |
| | sinónimo de "sangue elevado | |
| | pressão arterial" e "pressão arterial elevada | |
| | pressão". | |
| Resultados | O resultado é agregado e resumido, | O resultado não é agregado, nem |
| | trata-se de uma lista estruturada de | Em suma, é uma lista de |
| | conceitos com probabilidades | cada ocorrência (i.e. |
| | classificados. Este facto reduz o âmbito da | cada artigo) de uma palavra ou de um |
| | trabalho e aumenta a eficiência | sentença. |
| | investigação. | |

IA: Inteligência Artificial; PNL: Processamento de linguagem natural

Vejamos o exemplo de uma pesquisa utilizando a ferramenta WellAI em relação à Pubmed. Especificando o conceito prévio de "COVID-19" e acrescentando o conceito "Clinical Diagnosis", os resultados da WellAI apresentam uma lista de artigos em que os modelos de aprendizagem automática identificaram uma relação entre os dois conceitos **[75]**. Por outro lado, na Pubmed, uma pesquisa utilizando os mesmos termos devolve uma lista de todos os artigos que mencionam "COVID-19" e "Clinical diagnosis". "clinical diagnosis", sem necessariamente estabelecer uma ligação entre os dois **[75]**. Assim, um artigo pode mencionar estes termos sem abordar efetivamente o tema do diagnóstico clínico, uma vez que os termos podem simplesmente aparecer na secção de referências.

#### 5.2.2.2. Conceção da vacina

Uma das aplicações mais esperadas da IA durante a pandemia foi a sua utilização na conceção de uma vacina para conter a pandemia. Em fevereiro de 2020, a multinacional tecnológica chinesa Baidu revelou um algoritmo de aprendizagem automática chamado Linearfold **[77]**. Estudando a dobragem de proteínas, este algoritmo consegue prever a estrutura das moléculas de ácido ribonucleico viral num tempo recorde de 27 segundos, ao contrário dos 55 minutos exigidos pelos algoritmos convencionais [77]. Este avanço forneceu aos cientistas informações cruciais sobre a propagação do vírus. A IA permitiu assim prever mais rapidamente a estrutura do vírus e poupar meses de trabalho experimental. No mesmo contexto, a DeepMind, uma filial da Alphabet, anunciou também em agosto de 2020 as suas previsões relativas à estrutura das proteínas do coronavírus, graças ao seu sistema de inteligência artificial AlphaFold **[78]**.

#### 5.2.2.3. Descoberta de moléculas bioactivas

A BenevolentAI é uma empresa britânica em fase de arranque que explora as capacidades da IA para procurar e descobrir medicamentos com base nas suas propriedades químicas **[79]**. Utiliza uma vasta base de dados médicos estruturada como um gráfico de conhecimentos que contém várias ligações extraídas da literatura científica utilizando técnicas de ML. Mais especificamente, utiliza Redes Neuronais Convolucionais Gráficas (GCNN) para extrair informações relevantes de textos científicos e criar este gráfico de conhecimentos **[80]**. Os seus investigadores utilizaram esta ferramenta para analisar os medicamentos aprovados, visando aqueles que poderiam impedir a infeção, como os inibidores da enzima AAK1, conhecidos reguladores da endocitose. Com isto em mente, destacaram um potencial tratamento para a COVID-19. Os resultados da sua investigação, utilizando o gráfico de conhecimento baseado em IA, identificaram 378 inibidores da AAK1, 47 dos quais foram aprovados para utilização médica e 6 dos quais inibem a AAK1 com elevada afinidade. Estes incluem vários medicamentos utilizados em oncologia, como o Sunitinib e o Erlotinib, que demonstraram ser eficazes na prevenção da infeção viral das células. No entanto, estes compostos têm efeitos secundários graves e os seus dados sugerem que são necessárias doses elevadas para inibir eficazmente a AAK1. Por outro lado, entre os 6 fármacos que se ligam com elevada afinidade ao AAK1, encontramos o Baricitinib, um inibidor da janus quinase, que também se liga a outro regulador da endocitose. Dado que a concentração plasmática de Baricitinib é suficiente para inibir AAK1 com doses terapêuticas de 2 mg ou 4 mg, os autores sugeriram que poderia ser testado em doentes com COVID-19 para reduzir a entrada viral e a inflamação **[79]**. Da mesma forma, a equipa de Song et al. publicou uma meta-análise que demonstrou que o Baricitinib reduziu a mortalidade e a necessidade de ventilação mecânica em doentes com COVID-19 grave, confirmando as sugestões da empresa BenevolentAI **[81]** .

### 5.2.2.4. Variantes de rastreio

Durante a crise sanitária da COVID-19, a InstaDeep, uma start-up fundada na Tunísia e posteriormente adquirida pelo gigante alemão BioNTech, desenvolveu uma vacina de ARNm contra a COVID-19. Como resultado desta colaboração, foi criado um laboratório de inovação em IA para conceber uma ferramenta de avaliação das variantes do Sars-Cov-2, o EWS (Early Warning System), que permite a deteção precoce e automatizada de variantes de alto risco do vírus **[82]**. Durante a pandemia, foram descobertas várias variantes do SARS-Cov-2, algumas das quais representavam mesmo um risco acrescido, devido a mutações adquiridas que favorecem uma melhor evasão à neutralização dos anticorpos ou uma maior transmissibilidade.

Para o conseguir, os investigadores procuraram combinar a IA com a imunologia. Propuseram uma nova abordagem in silico que combina uma modelação estrutural aprofundada da interação entre o domínio de ligação ao recetor da proteína Spike e o recetor da célula hospedeira, tornando possível avaliar o impacto da variante viral na evasão da resposta imunitária, e uma modelação preditiva baseada em técnicas de IA do tipo PNL para analisar e interpretar as sequências da proteína S, a fim de classificar com precisão as variantes do SARS-CoV-2 **[82]**. Estes dois parâmetros foram validados in vitro e depois fundidos para criar o EWS, que é capaz de avaliar novas variantes em minutos e monitorizar linhas de variantes quase em tempo real. Os dados de treino para o modelo de IA foram sequências de proteínas S recolhidas da GISAID, uma base de dados global que recolhe e partilha dados genómicos sobre a gripe e outros vírus respiratórios, incluindo o SARS-CoV-2 **[83]**. Foram efectuados vários procedimentos de limpeza de dados, incluindo a eliminação de sequências que não satisfazem as hipóteses biológicas básicas, sequências com mais de dez mutações contínuas de aminoácidos e sequências cuja data de apresentação foi mais de dois meses após a data de recolha **[82]**. Desta forma, o EWS avalia tanto o potencial de evasão imunitária como a capacidade de transmissão do vírus, fornecendo uma pontuação combinada para avaliar o risco associado a uma variante específica. Esta abordagem é altamente preditiva do risco epidemiológico, porque integra os dois parâmetros. Uma pontuação elevada indica um risco acrescido de impacto global da variante. Além disso, o EWS permite que as variantes do SARS-CoV-2 sejam classificadas de acordo com as suas caraterísticas de escape imunitário e infecciosidade apenas com base nos dados disponíveis, sem a necessidade de dados subsequentes sobre os seus efeitos.

De acordo com os resultados publicados, durante o período de setembro de 2020 a novembro de 2021, foi realizada uma análise semanal, identificando 90% das variantes listadas pela OMS como "variantes de interesse" e "variantes de preocupação", quase dois meses antes de estas variantes serem oficialmente designadas pela OMS **[82]**. Quando as variantes Alfa e Mu foram detectadas pelo EWS, apenas 25 casos tinham sido notificados, enquanto a OMS só emitiu um alerta depois de terem sido registados cerca de 1.500 casos. A variante Omicron foi rapidamente classificada como uma variante de alto risco pelo EWS nas 24 horas seguintes à publicação da sua sequência genética. Destacou-se pelo seu elevado nível de evasão imunitária e pela sua elevada pontuação infecciosa entre as dezenas de milhares de variantes descobertas durante a crise sanitária **[82]**.

Para validar ainda mais o EWS, os investigadores aplicaram técnicas de aprendizagem automática padrão para comparação. Foram testadas abordagens de aprendizagem automática supervisionadas e não supervisionadas. Para a aprendizagem não supervisionada, foi utilizada uma técnica chamada UMAP, mas apenas 9 das 16 variantes foram detectadas com um atraso médio de 8 dias após a designação pela OMS **[82]**. Para a aprendizagem supervisionada, foi explorado um modelo linear generalizado, mas apenas 8 das 16 variantes foram detectadas precocemente, com um atraso médio de 10 dias após a designação pela OMS **[82]**. Em resumo, estas técnicas de aprendizagem automática padrão não atingem o desempenho preditivo do EWS. De facto, esta comparação realça o desempenho superior do EWS na deteção precoce das variantes do SARS-CoV-2, graças à sua abordagem que combina os dois tipos de modelação estrutural e preditiva, o que lhe confere uma vantagem significativa sobre as técnicas de ML padrão.

### 5.2.3. Farmacovigilância

Em resposta à tragédia da talidomida no início da década de 1960, a OMS criou o programa de farmacovigilância para estabelecer uma monitorização global dos medicamentos **[84]**. A farmacovigilância engloba a ciência e as acções relacionadas com a identificação, avaliação, compreensão e prevenção de reacções adversas a medicamentos e outros problemas conexos. Numa escala global, a farmacovigilância recolhe diariamente uma massa considerável de dados, o que representa um desafio considerável em termos de processamento **[85]**. A exploração de ferramentas digitais para analisar dados de bases de dados de notificação de reacções adversas oferece perspectivas encorajadoras. Por exemplo, Kiryu e colegas desenvolveram um sistema de análise de reacções adversas a medicamentos que utiliza a aprendizagem automática para explorar o Japanese Adverse Drug Event Report (JADER), uma base de dados nacional do Japão que recolhe relatórios de reacções adversas a medicamentos **[86]**. Os relatórios recolhidos no JADER provêm de várias fontes, incluindo profissionais de saúde, doentes e fabricantes de medicamentos. Assim, este sistema de IA foi desenvolvido com o objetivo de identificar e analisar as tendências dos efeitos secundários dos medicamentos. Utilizando a aprendizagem automática, estes cientistas procuram extrair informações significativas dos dados maciços do JADER, a fim de compreender melhor os perfis dos efeitos secundários dos medicamentos, detetar novas associações entre medicamentos e efeitos adversos e, potencialmente, melhorar a segurança e a eficácia dos medicamentos. O sistema foi criado utilizando a linguagem de programação C# (Microsoft Corporation) e a biblioteca de aprendizagem automática de código aberto Accord.Net Machine. Learning Framework" **[86]**. Para criar este sistema, produziram um gráfico em forma de vulcão, muito utilizado no domínio da toxicologia para visualizar instantaneamente as relações entre cada medicamento e os seus efeitos secundários. De seguida, integraram uma análise de agrupamento neste gráfico

"Desta forma, melhoraram visualmente as tendências dos grupos de dados relativos aos efeitos secundários dos medicamentos, classificando-os em grupos através da aprendizagem automática. Desta forma, melhoraram visualmente as tendências dos grupos de dados relativos aos efeitos secundários dos medicamentos, classificando-os em grupos através da aprendizagem automática. De acordo com os autores, os diferentes resultados produzidos pela aprendizagem automática são simplesmente "previsões" dos dados fornecidos por humanos, e não resultados calculados por análises estatísticas que evidenciam relações causais. Por outras palavras, este tipo de abordagem não conduz necessariamente a resultados que possam ser julgados rapidamente, até e incluindo uma revisão da bula de um medicamento. É claro que um método de aprendizagem automática devidamente validado pode ser considerado fiável para a análise dos resultados, mas é importante reconhecer que não inclui necessariamente uma interpretação causal ou significativa **[86]**.

Por conseguinte, quer para a gestão dos riscos se utilizem métodos de análise estatística ou métodos de aprendizagem automática, a verificação, a investigação e a avaliação dos resultados analisados devem ser consideradas elementos indispensáveis. Além disso, os resultados obtidos pela aprendizagem automática dependem em grande medida da qualidade da base de dados, do pré-processamento e da validação. Por conseguinte, é importante considerá-los como um dos critérios de interpretação dos resultados. A aplicação da IA na farmacovigilância também foi descrita por Salas e colegas **[87]**. Estes autores sublinharam o impacto benéfico da aprendizagem automática nos processos de farmacovigilância. Os novos métodos electrónicos modernos, como as aplicações em linha ou móveis desenvolvidas com a ajuda da IA, conferem uma nova dimensão à farmacovigilância. Complementam, simplificam e alargam a capacidade de trocar e obter informações essenciais sobre a segurança dos medicamentos. Ajudam igualmente a melhorar o cumprimento da terapêutica e a reduzir os efeitos secundários associados à polifarmácia **[88]**. De acordo com Litviova et al, a redução do envolvimento humano nas operações quotidianas de recolha, captura, validação e análise de dados reduz a probabilidade de erros e melhora a qualidade e a exatidão dos resultados **[89]**. Os algoritmos de aprendizagem automática nos sistemas de farmacovigilância podem analisar e filtrar automaticamente os dados sobre eventos adversos, permitindo uma monitorização e uma resposta mais eficazes às anomalias. Assim, a extração de informações utilizando a IA, a aprendizagem automática e outras tecnologias digitais facilita a avaliação de reacções adversas a medicamentos emergentes.

Para concluir esta secção, elaborámos um quadro que resume os exemplos de aplicações de ferramentas de IA mencionados neste artigo (**Anexo 1)**. Do mesmo modo, as diferentes aplicações farmacêuticas e médicas dos métodos de aprendizagem automática são apresentadas no Apêndice **2**, retiradas da publicação de Vamathevan J et al **[90]**.

# CONCLUSÃO

Neste trabalho, foi efectuada uma análise aprofundada da investigação e dos desenvolvimentos recentes no domínio da IA aplicada à medicina e à farmácia. Os vários contributos Os artigos realçaram o potencial transformador da IA nestes sectores, destacando avanços significativos em áreas como a imagiologia médica, o diagnóstico de doenças, a previsão de doenças, a descoberta de medicamentos e a farmacovigilância.

As conclusões desta análise demonstraram claramente que a IA oferece oportunidades sem precedentes para melhorar a exatidão, a eficiência e a acessibilidade dos cuidados de saúde. As aplicações da IA, como os modelos de conjuntos profundos para o diagnóstico de perturbações do espetro do autismo, os sistemas de alerta precoce para a deteção de variantes da COVID-19 e os algoritmos de descoberta de medicamentos, revelaram resultados promissores e avanços significativos na prática clínica e na investigação farmacêutica. No entanto, esta análise também destacou as limitações associadas à utilização da IA nos cuidados de saúde, nomeadamente no que diz respeito a questões regulamentares, éticas e de segurança. É imperativo que estes desafios sejam abordados, prestando especial atenção à proteção dos dados pessoais, à transparência dos algoritmos e à resiliência aos ciberataques, para garantir uma utilização responsável e ética destas tecnologias. Para ultrapassar estes problemas e propor soluções construtivas, será necessária uma abordagem multidisciplinar, métodos inovadores de anotação de dados e o desenvolvimento de técnicas e modelos de IA mais rigorosos. A criação de tecnologias práticas, utilizáveis e implementadas com êxito será possível se for assegurada uma cooperação adequada entre os cientistas informáticos e os prestadores de cuidados de saúde. Esta colaboração, baseada em quadros regulamentares sólidos e numa maior transparência, maximizará os benefícios da IA nos cuidados de saúde, minimizando simultaneamente os riscos potenciais. Além disso, é necessária a colaboração entre instituições de saúde para partilhar dados e garantir a sua qualidade, bem como para verificar os resultados analisados, o que será essencial para o sucesso da IA na prática clínica. Outra sugestão para enfrentar os desafios da IA seria proporcionar formação e educação adequadas a todos os profissionais de saúde, começando a nível universitário, e continuar o desenvolvimento e a melhoria contínuos dos profissionais para assegurar uma adaptação adequada da IA nos cuidados de saúde e garantir os melhores cuidados aos doentes.

## REFERÊNCIAS BIBLIOGRÁFICAS

1. Organização Mundial de Saúde. Ação global para a segurança dos doentes. Genebra: OMS; 2019
2. Ramdas N. Fundamentos básicos da linguagem de programação python e o futuro brilhante. Um J. de Res. Trimestral Múltiplo Int. 2019;8:71-6.
3. Cutting V, Stephen N. A review on using python as a preferred programming language for beginners. Int Res J Eng Technol. 2021;8:4258-63.
4. Chauviere L, Hoffbeck L, Shoaib M, Tessier F, Firat H, Satagopam V, et al. Firalink: Um pipeline de bioinformática para análise de dados de RNA longo não codificante. Noncoding RNA Res. 2023;8(4):602-4.
5. Brachet. Introdução ao python : da linguagem natural algorítmica à escrita de pequenos scripts python [Online]. 2014 [Acedido em 22/02/2024]. Disponível em:https://www.xm1math.net/aly/assets/files/initiationpython.pdf

6. Lebigdata. Python : Tudo o que se sabe sobre esta linguagem de Big Data [Online]. 2024 [Acedido em 22/02/2024]. Disponível em: https://www.lebigdata.fr/python-langage
7. Dhruv AJ, Patel R, Doshi N. Python: A linguagem de programação mais avançada para aplicações informáticas: In: Actas da conferência internacional sobre património cultural, educação, turismo sustentável e tecnologias de inovação. Medan, Indonésia: Scitepress - Publicações de Ciência e Tecnologia; 2020. p. 292-9.
8. Gupta R, Srivastava D, Sahu M, Tiwari S, Ambasta RK, Kumar P. Artificial intelligence to deep learning: Abordagem de inteligência artificial para a descoberta de medicamentos. Mol Divers. 2021;25(3):1315-60.

9. Tonyloi I. Construindo modelos de aprendizado de máquina [Online]. 2021 [Consultado em 22/02/2024]. Disponível em: https://www.researchgate.net/publication/349881320_Building_Machine_Learning_Models
10. Madhavan S. Construa e teste seu primeiro modelo de aprendizado de máquina usando Python e scikit-learn [Online]. 2019 [Acedido em 23/02/2024]. Disponível em: https://developer.ibm.com/tutorials/build-and-test-your-first-machine- learning-model-using-python-and-scikit-learn/
11. Zipfel J, Verworner F, Fischer M, Wieland U, Kraus M, Zschech P. Anomaly detection for industrial quality assurance: Uma avaliação comparativa de modelos de aprendizagem profunda não supervisionados. Comput Ind Eng.

2023;177:1-17.
12. Vos G, Trinh K, Sarnyai Z, Rahimi Azghadi M. Generalizable machine learning for stress monitoring from wearable devices: Uma revisão sistemática da literatura. Int J Med Inf. 2023;173:1-15.
13. Chen Z, Wong IH, Dai W, Lo CT, Wong TT. Diagnóstico do cancro do pulmão em tecido virtual com coloração histológica utilizando aprendizagem fracamente supervisionada. Mod Pathol. 2024;37(6):1-12.
14. Hobensack M, Song J, Scharp D, Bowles KH, Topaz M. Aprendizagem automática aplicada a dados de registos de saúde electrónicos em cuidados de saúde ao domicílio: Uma revisão de escopo. Int J Med Inf. 2023;170:1-38.
15. Oh SH, Park J, Lee SJ, Kang S, Mo J. Recomendação de tratamento de diabetes personalizado expandido baseado em aprendizagem por reforço usando registros eletrônicos de saúde sul-coreanos. Expert Syst Appl. 2022;206:117932.
16. Teste de Ciência de Dados. Aprendizagem por reforço: Definição e Aplicação [Online]. 2020 [Acedido em 22/02/2024]. Disponível em: https://datascientest.com/reinforcement-learning
17. Armoogum S, Li X. Análise de Big Data e aprendizagem profunda em bioinformática com hadoop. Em: Sangaiah AK, editor. Aprendizagem profunda e ambiente de computação paralela para sistemas de bioengenharia. Cambridge: Academic Press; 2019. p. 17-36.
18. Airiau S. Reinforcement learning [Online]. 2017 [Acedido em 23/02/2024]. Disponível em: https://www.lamsade.dauphine.fr/~airiau/Teaching/M2-ISI-RL/2017/marl- 01-rl.pdf
19. LaBarre MO. Aprendizagem multiagente [Online]. 2020 [Acedido em 23/02/2024]. Disponível em: https://www.emse.fr/~boissier/enseignement/sma05/exposes/marcolivier.pd f
20. Thiry L. Fundamentos da aprendizagem profunda [Online]. 2013 [Acedido em 23/02/2024]. Disponível em: https://www.di.ens.fr/louis.thiry/slides_J1
21. IBM. O que é uma rede neural? [Online]. 2023 [Acedido em 23/02/2024]. Disponível em: https://www.ibm.com/fr-fr/topics/neural- networks
22. Chen EZ, Wang P, Chen X, Chen T, Sun S. Pyramid convolutional RNN for MRI image reconstruction. IEEE Trans Med Imaging. 2022;41(8):2033-47.
23. Baur C, Denner S, Wiestler B, Navab N, Albarqouni S. Autoencoders for unsupervised anomaly segmentation in brain MR images: Um estudo comparativo. Med Image Anal. 2021;69:1-16.
24. Rong R, Jiang S, Xu L, Xiao G, Xie Y, Liu DJ, et al. MB-GAN: Simulação do microbioma através de uma rede adversária generativa. GigaScience. 2021;10(2):1- 11.

25. Mathew S, Nadeem S, Kaufman A. CLTS-GAN: Color-lighting-texture-specular reflection augmentation for colonoscopy. Med Image Comput Comput Assist Interv. 2022;2022:519-29.

26. Pan Y, Liu J, Cai Y, Yang X, Zhang Z, Long H, et al. Classificação de imagens do fundo do olho utilizando Inception V3 e ResNet-50 para o diagnóstico precoce de doenças do fundo do olho. Front Physiol. 2023;14:1-9.
27. Moezzi SA, Ghaedi A, Rahmanian M, Mousavi SZ, Sami A. Aplicação de aprendizagem profunda na geração de relatórios de radiologia estruturados: Uma técnica baseada em transformadores. J Digit Imaging. 2023;36(1):80-90.
28. Ljubic B, Hai AA, Stanojevic M, Diaz W, Polimac D, Pavlovski M, et al. Previsão de complicações da diabetes mellitus utilizando algoritmos avançados de aprendizagem automática. J Am Med Inform Assoc. 2020;27(9):1343-51.
29. Jones A, Gandhi V, Mahiddine AY, Huyck C. Fazendo a ponte entre a neurociência e a robótica: As redes neuronais de spiking em ação. Sensors. 2023;23(21):1-14.
30. Fu S, Wang X, Tang J, Lan S, Tian Y. Generalized robust loss functions for machine learning. Neural Netw. 2024;171:200-14.
31. Olsen F, Schillaci C, Ibrahim M, Lipani A. Previsão de COVID-19 em nível de bairro em Londres usando técnicas de aprendizado profundo e uma nova função de perda MSE-Moran's I. Resultados Físicos. 2022;35:1-13.
32. Rajendran R, Karthi A. Previsão de doenças cardíacas usando engenharia de recursos baseada em entropia e montagem de classificadores de aprendizado de máquina. Expert Syst Appl. 2022;207:117882.
33. Fürst F. História da Inteligência Artificial [Online]. 2014 [Acedido em 23/04/2024]. Disponível em: https://home.mis.u-picardie.fr/~furst/docs/3-Naissance_IA.pdf
34. Chen G, Huang B, Chen X, Ge L, Radenkovic M, Ma Y. Deep blue AI: Uma nova ponte entre os dados e o conhecimento para a ciência dos oceanos. Parte Oceanogr Res Pap. 2022;190:103886.
35. Wang S. Factors related to user perceptions of artificial intelligence (AI)-based content moderation on social media (Factores relacionados com as percepções dos utilizadores sobre a moderação de conteúdos baseada na inteligência artificial (IA) nas redes sociais). Comput Hum Behav. 2023;149:107971.

36. Manaouil C, Chamot S, Petit P. O médico confrontado com a IA (Inteligência artificial): Ética e responsabilidade. Med Droit. 2024 [No prelo]. https://doi.org/10.1016/j.meddro.2024.02.001

37. Do S, Song KD, Chung JW. Noções básicas de aprendizagem profunda: Um guia do radiologista para entender os artigos de radiologia publicados sobre aprendizado profundo. Korean J Radiol. 2019;21(1):33-41.
38. Sharma S. Benefits or concerns of AI: A multistakeholder responsibility. Futures. 2024;157:1-10.
39. Papadimitriou E, Schneider C, Aguinaga Tello J, Damen W, Lomba Vrouenraets M, ten Broeke A. Transport safety and human factors in the era of automation: O que é que os modos de transporte podem aprender uns com os outros? Accid Anal Prev. 2020;144:1-16.
40. Ahmed I, Kajol MA, Hasan U, Datta PP. ChatGPT vs. Bard: Um estudo comparativo [OnlineOnline]. 2023 [Consultado a 22/02/2024]. Disponível em: https://www.researchgate.net/publication/371799069_ChatGPT_vs_Bard_ A_Comparative_Study
41. Botco. GenAI Chatbots em marketing [Online]. 2024 [Acedido em 13/04/2024]. Disponível em: https://botco.ai/wp- content/uploads/Botco.ai_The-State-of-GenAI-Chatbots-in-Marketing_- Digital-Report_V4.pdf
42. Pai KC, Kuo BC, Liao CH, Liu YM. Uma aplicação do sistema de tutoria inteligente baseado no diálogo chinês na instrução corretiva para a aprendizagem da matemática. Educ Psychol. 2021;41(2):137-52.
43. Hwang GJ, Sung HY, Chang SC, Huang XC. Uma abordagem de aprendizagem adaptativa baseada num sistema pericial difuso para melhorar os desempenhos de aprendizagem dos alunos, tendo em conta factores afectivos e cognitivos. Comput Educ Artif Intell. 2020;1:1-15.

44. Myszczynska MA, Ojamies PN, Lacoste AM, Neil D, Saffari A, Mead R, et al. Aplicações da aprendizagem automática ao diagnóstico e tratamento de doenças neurodegenerativas. Nat Rev Neurol. 2020;16(8):440-56.
45. Landau MS, Pantanowitz L. Inteligência artificial em citopatologia: A review of the literature and overview of commercial landscape. J Am Soc Cytopathol. 2019;8(4):230-41.
46. Quazi S. Artificial intelligence and machine learning in precision and genomic medicine (Inteligência artificial e aprendizagem automática na medicina genómica e de precisão). Med Oncol. 2022;39(8):1-18.
47. Johnson KB, Wei WQ, Weeraratne D, Frisse ME, Misulis K, Rhee K, et al. Medicina de precisão, IA e o futuro dos cuidados de saúde personalizados. Clin Transl Sci. 2021;14(1):86-93.
48. Blasiak A, Truong A, Tan WJ, Kumar KS, Tan SB, Teo CB, et al. Precise curate.AI: Um ensaio prospetivo de viabilidade para modular dinamicamente a dose de quimioterapia personalizada com inteligência artificial. J Clin Oncol.

2022;40(16):1574.
49. Gerke S, Minssen T, Cohen G. Ethical and legal challenges of artificial intelligence-driven healthcare. In: Bohr A, Memarzadeh K, editores. Artificial intelligence in healthcare (Inteligência artificial nos cuidados de saúde). Cambridge: Academic Press; 2020. p. 295-336.
50. Yuan B, Li J. O efeito político do regulamento geral sobre a proteção de dados (RGPD) no sector da saúde pública digital na União Europeia: An empirical investigation. Int J Environ Res Public Health. 2019;16(6):1-15.
51. Hazarika I. Inteligência artificial: Opportunities and implications for the health workforce. Int Health. 2020;12(4):241-5.
52. Ahsan MM, Luna SA, Siddique Z. Diagnóstico de doenças com base na aprendizagem automática: Uma revisão exaustiva. Cuidados de saúde. 2022;10(3):1-30.

53. Xu H, Shuttleworth KM. A inteligência artificial médica e o problema da caixa negra: uma visão baseada no princípio ético de "não causar danos". Intell Med. 2024;4(1):52-7.
54. Mittermaier M, Raza MM, Kvedar JC. Viés em modelos baseados em IA para aplicações médicas: Desafios e estratégias de atenuação. Npj Digit Med. 2023;6(1):1-3.
55. Chin MH, Afsar-Manesh N, Bierman AS, Chang C, Colón-Rodríguez CJ, Dullabh P, et al. Guiding principles to address the impact of algorithm bias on racial and ethnic disparities in health and health care. JAMA Netw Open. 2023;6(12):1-13.
56. Buslón N, Cortés A, Catuara-Solarz S, Cirillo D, Rementeria MJ. Sensibilização para os preconceitos de sexo e género na inteligência artificial e na saúde. Front Glob Womens Health. 2023;4:1-8.
57. Alowais SA, Alghamdi SS, Alsuhebany N, Alqahtani T, Alshaya AI, Almohareb SN, et al. Revolucionar os cuidados de saúde: O papel da inteligência artificial na prática clínica. BMC Med Educ. 2023;23(1):1-15.
58. Organização Mundial de Saúde. A OMS apresenta considerações para a regulamentação da inteligência artificial para a saúde. Genebra: OMS; 2023.
59. Tenajas R, Miraut D, Illana CI, Alonso-Gonzalez R, Arias-Valcayo F, Herraiz JL. Avanços recentes na digitalização de ultrassom assistida por inteligência artificial. Appl Sci. 2023;13(6):1-17.
60. Fiorentino MC, Villani FP, Di Cosmo M, Frontoni E, Moccia S. Uma revisão dos algoritmos de aprendizagem profunda para a análise de imagens de ultra-sons fetais. Med Image Anal. 2023;83:1-31.
61. Tayebi Arasteh S, Misera L, Kather JN, Truhn D, Nebelung S. Melhorar a

aprendizagem profunda de diagnóstico através de pré-treino auto-supervisionado em imagens não médicas não rotuladas em grande escala. Eur Radiol Exp. 2024;8(1):1-17.

62. Kim JH, Hong J, Choi H, Kang HG, Yoon S, Hwang JY, et al. Desenvolvimento de conjuntos profundos para despistar o autismo e a gravidade dos sintomas utilizando fotografias da retina. JAMA Netw Open. 2023;6(12):1-12.

63. Weisenburger RL, Mullarkey MC, Labrada J, Labrousse D, Yang MY, MacPherson AH, et al. A avaliação de conversas utilizando inteligência artificial é tão útil do ponto de vista clínico como as escalas de depressão e preferida pelos utilizadores. J Affect Disord. 2024;351:489-98.

64. Kanda F, Oishi K, Sekiguchi K, Kuga A, Kobessho H, Shirafuji T, et al. Caraterísticas da depressão na doença de Parkinson: Avaliação com a escala de depressão de autoavaliação de Zung. Parkinson Relat Disord. 2008;14(1):19-23.

65. Lim JI, Regillo CD, Sadda SR, Ipp E, Bhaskaranand M, Ramachandra C, et al. Deteção de retinopatia diabética por inteligência artificial: Comparação de subgrupos do sistema EyeArt com exames dilatados de oftalmologistas. Ophthalmol Sci. 2023;3(1):1-8.

66. Placido D, Yuan B, Hjaltelin JX, Zheng C, Haue AD, Chmura PJ, et al. Um algoritmo de aprendizagem profunda para prever o risco de cancro do pâncreas a partir de trajectórias de doenças. Nat Med. 2023;29(5):1113-22.

67. Gao Y, Cai GY, Fang W, Li HY, Wang SY, Chen L, et al. O sistema de alerta precoce baseado na aprendizagem automática permite uma previsão exacta do risco de mortalidade por COVID-19. Nat Commun. 2020;11(1):1-10.

68. Li QY, An ZY, Pan ZH, Wang ZZ, Wang YR, Zhang XG, et al. Sistema de alerta precoce para a COVID-19 grave/crítica baseado em algoritmos de aprendizagem automática utilizando novas pontuações de imagem. World J Clin Cases. 2023;11(12):2716-28.

69. Jin S, Liu G, Bai Q. Aprendizagem profunda no diagnóstico, prognóstico e seleção do tratamento da COVID-19. Matemática. 2023;11(6):1-16.

70. Stokes JM, Yang K, Swanson K, Jin W, Cubillos-Ruiz A, Donghia NM, et al. Uma abordagem de aprendizagem profunda à descoberta de antibióticos. Cell. 2020;180(4):688- 702.

71. Junaid M, Thirapanmethee K, Khuntayaporn P, Chomnawang MT. Edição de genes baseada em CRISPR em acinetobacter baumannii para combater a resistência antimicrobiana. Pharmaceuticals. 2023;16(7):1-32.

72. Mellouli A, Maamar B, Bouzakoura F, Messadi AA, Thabet L. Colonização

e infeção por acinetobacter baumannii numa unidade de reanimação de queimados na Tunísia. Ann Burns Fire Disasters. 2021;34(3):218-25.
73. Liu G, Catacutan DB, Rathod K, Swanson K, Jin W, Mohammed JC, et al. Descoberta guiada por aprendizagem profunda de um antibiótico direcionado para acinetobacter baumannii. Nat Chem Biol. 2023;19(11):1342-50.
74. Parasher A. COVID-19: Compreensão atual da sua fisiopatologia, apresentação clínica e tratamento. Postgrad Med J. 2021;97:312-20.
75. Kricka LJ, Polevikov S, Park JY, Fortina P, Bernardini S, Satchkov D, et al. Ferramentas e recursos de pesquisa alimentados por inteligência artificial na luta contra a COVID-19. EJIFCC. 2020;31(2):106-16.
76. Jin Q, Leaman R, Lu Z. PubMed e mais além: Pesquisa de literatura biomédica na era da inteligência artificial. EBioMedicine. 2024;100:1-12.
77. Huang L, Zhang H, Deng D, Zhao K, Liu K, Hendrix DA, et al. LinearFold: Dobragem de ARN aproximada em tempo linear por programação dinâmica 5'-a-3' e pesquisa de feixes. Bioinformatics. 2019;35(14):295-304.
78. Thornton JM, Laskowski RA, Borkakoti N. AlphaFold heralds a data-driven revolution in biology and medicine. Nat Med. 2021;27(10):1666-9.
79. Richardson P, Griffin I, Tucker C, Smith D, Oechsle O, Phelan A, et al. Baricitinib como potencial tratamento para a doença respiratória aguda do 2019-nCoV. Lancet. 2020;395:30-1.

80. Santana MV, Silva FP. Métodos de inteligência artificial para a reutilização e descoberta de novos fármacos no combate à pandemia do Coronavírus doença-2019. In: Panda S, Kumari L, Badwaik HR, Shanmugarajan D, editores. Computational approaches for novel therapeutic and diagnostic designing to mitigate SARS-CoV-2 Infection. Cambridge: Academic Press; 2022. p.537- 57.
81. Song W, Sun S, Feng Y, Liu L, Gao T, Xian S, et al. Eficácia e segurança do baricitinib em doentes com COVID-19 grave: Uma revisão sistemática e meta-análise. Medicine. 2023;102(48):1-7.
82. Beguir K, Skwark MJ, Fu Y, Pierrot T, Carranza NL, Laterre A, et al. Deteção computacional precoce de potenciais variantes de alto risco do SARS-CoV-2. Comput Biol Med. 2023;155:1-9.
83. Khare S, Gurry C, Freitas L, Schultz MB, Bach G, Diallo A, et al. GISAID's papel na resposta a uma pandemia. China CDC Wkly. 2021;3(49):1049-51.

84. Gouraud A. A farmacovigilância, princípios e funcionamento. Sages-Femmes. 2024;23(2):40-3.
85. Murali K, Kaur S, Prakash A, Medhi B. Artificial intelligence in pharmacovigilance: Utilidade prática. Indian J Pharmacol. 2019;51(6):373-6.

86. Kiryu Y. Potencial de análise de grandes volumes de dados utilizando IA no domínio da farmácia clínica. Yakugaku Zasshi. 2021;141(2):179-85.
87. Salas M, Petracek J, Yalamanchili P, Aimer O, Kasthuril D, Dhingra S, et al. The use of artificial intelligence in pharmacovigilance: A systematic review of the literature. Pharm Med. 2022;36(5):295-306.
88. Akyon SH, Akyon FC, Yılmaz TE. Conceção e desenvolvimento de aplicações Web apoiadas por inteligência artificial para reduzir os efeitos secundários da polifarmácia e apoiar a utilização racional de medicamentos em doentes geriátricos. Front Med. 2023;10:1- 16.

89. Litvinova O, Yeung AW, Hammerle FP, Mickael ME, Matin M, Kletecka-Pulker M, et al. Digital technology applications in the management of adverse drug reactions: Bibliometric analysis. Pharmaceuticals. 2024;17(3):1-17.
90. Vamathevan J, Clark D, Czodrowski P, Dunham I, Ferran E, Lee G, et al. Applications of machine learning in drug discovery and development. Nat Rev Drug Discov. 2019;18(6):463-77.

# APÊNDICES

## Apêndice 1: Resumo de exemplos de aplicações de ferramentas de IA mencionadas neste manuscrito.

| Domain application | Type of application | AI tool | Publication, date |
| --- | --- | --- | --- |
| | Pelvic ultrasound | analysisLearning by reinforcement reinforcement learning (MARL) | [60], 2023 |
| | Thoracic ultrasound analysisSelf-supervised | learning SSL | (61), 2024 |
| | Autism diagnosis | Deep ensemble models with ResNeXt-50(32x4d) deep convolutional neural networks | (62), 2023 |
| Medical | Diagnosis of depression | : Multimodal artificial intelligence (AI) platform | |
| | Diagnosis of retinopathy | EyeArt: *AI* technology for autonomous detection of diabetic retinopathy | (63), 2024 |
| | | | (65), 2023 |
| | Prediction of | pancreatic cancerML predictive models | (66), 2023 |
| | Prediction of mortality risk in patients with Covid | MRPMC | (67), 2020 |
| | Development of antibiotics (Halicin and Abaucine) | Neural message passing network | (70), 2020 |
| | | | (73), 2023 |
| | Predicting the structure of viral RNA molecules | Linearfold | (77), 2019 |
| | Protein structure prediction | AlphaFold | (78), 2021 |
| | Intelligent search for scientific publications AI-based | WellAI | (75), 2020 |
| Pharmaceuticals | visualisation of associations between concepts in the CORD-19 database | SciSight | (75), 2020 |
| | Identifying a treatment for created | COVID-19Benevolent AI: Knowledge graph by RNCG | (79), 2020 |
| | Rapid detection of high-risk variants of the Sars Cov 2 virus | EWS: automated early warning system | (82), 2023 |
| | Pharmacovigilance | Unsupervised *clustering* learning k-means with a Gaussian mixture model | (86), 2021 |

## Apêndice 2: Diferentes aplicações farmacêuticas e médicas dos métodos de aprendizagem automática.

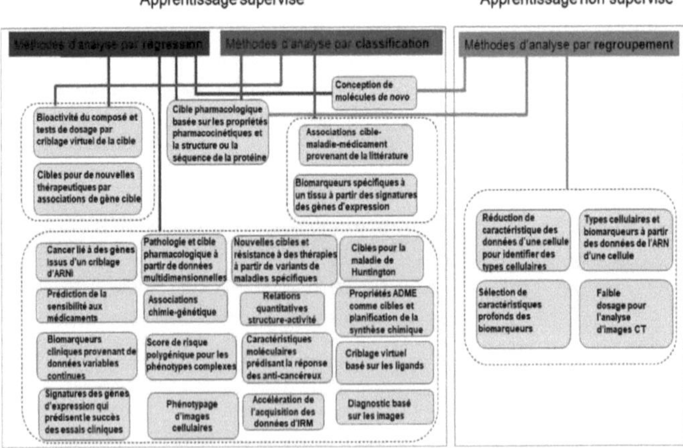

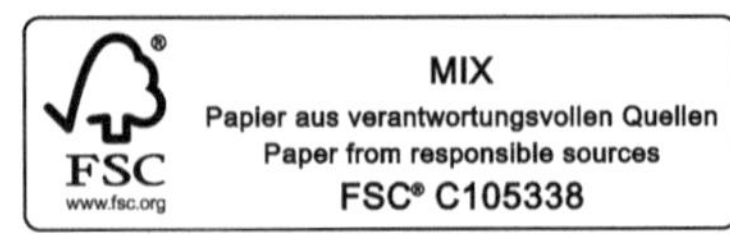


Printed by Books on Demand GmbH, Norderstedt / Germany